絶対に休めない医師がやっている
最強の体調管理 コロナ対応版

大谷義夫

nbb
日経ビジネス人文庫

はじめに
――ウィズ・コロナ時代に求められる体調管理とは？

２０２０年の初めから拡大した**新型コロナウイルス感染症**は、今なお多くの人を苦しめています。

日本での感染者数は１７０万人を超え、残念ながら2万人近くの方が亡くなりました。救えない命があったことは痛恨の極みであり、医療に携わる者として「ほかにできることはなかったのか」と自問自答する日々が続いております。

改めて、亡くなった方々のご冥福をお祈りいたします。

私のクリニックは東京・池袋の中心部にあります。２０２１年夏の「第5波」では、週に１００人以上ものコロナ疑い患者を診察しました。そして、ピーク時には新型コロナ検査の陽性率が50％にも達しました。

待合室で患者さんが意識を失い、救急車を呼んだこともありました。レントゲン室で撮影中に患者さんが意識を失ったときは、必死にその体を支え、私が左手を負傷したこともありました。

自宅療養になった患者さんの酸素飽和度が低下し、救急搬送を要請したものの、病院に空きベッドが見つけられず、仕方なく救急隊が帰ってしまったことも一度や二度ではありません。私が手配した在宅用の酸素濃縮器を使って自宅で療養を続けざるを得なかった方たちは、どれほど不安だったことでしょう。

そのとき、東京では明らかに「**医療崩壊**」が起きていました。

しかし第5波も、秋にかけて急速に規模を縮小していきます。

その背景には、新型コロナワクチンの接種率が大幅に伸びたこと、そして、多くの方が感染対策を我慢強く続けたことなどが挙げられるでしょう。また、国立遺伝研究所と新潟大学のチームは、「ウイルスのゲノム変異に修復が追いつかず、死滅していったのではないか」とする研究内容を発表しています。

感染縮小の要因は複合的で、正確なメカニズムを説明することはなかなか難しいものの、この2021年秋にきて私たちはようやく、新型コロナウイルスの感染拡大を抑えた状態の社会、つまり「**ウィズ・コロナ**」のあり方がイメージできるようになったのです。

新型コロナが社会にもたらしたもの

新型コロナは、私たちの社会にさまざまな変化をもたらしました。

中にはポジティブな変化もあります。社会のデジタル化が進み、自宅にいながら仕事をしたり、学校の授業を受けたりすることも可能になりました。

私が個人的に最もポジティブな変化だと思うのは、「**体調が悪いときは休むべきだ**」と多くの人が考えるようになったことです。

新型コロナに感染すると、当初は風邪のような症状になります。このとき「ただの風邪だろう」と思って会社や学校に行ってしまうと、ほかの人に新型コロナをうつしてしまうのです。

「たとえただの風邪であっても、すみやかに休むべき」という考え方が定着したことは、とても喜ばしいことです。

というのも、以前は「少し体調が悪いぐらいで休んではならない」という風潮が日本の社会にはありました。

呼吸器内科を専門とする私としては、ただの風邪であっても家で休養をとってほしい、というのが本音でした。しかし、「仕事を休むわけにはいかない」という患者さんに、それならば、と症状を抑える薬を処方したりしていたのです。

感染拡大の真っ最中には、少しでも体調が悪いときは休むように、と企業が通達していたため、安心して休養をとることができました。ところが、感染が落ち着いて多くの人がまたオフィスに通勤するようになると、今度は新たな問題が起きました。

それは、「少しでも体調を崩すと休まなければならない。そうするとみんなに迷惑をかけるから、**絶対に体調を崩したくない**」と思う方が増え、そのような相談を受けるようになったのです。

日本人はなんと真面目なのでしょう。

医師としては、体調が悪いときはぜひ休んでくださいと切に願うものの、その一方で、この日本人の「美徳」にもなんとか応えたい、と私は思いました。

人間はどんなに気をつけていても風邪をひいてしまうことがあります。しかし工夫次第では、その影響を限りなく小さくすることも可能なのです。

「休めない医師」が実践する体調管理とは？

実は私は、「**絶対に休めない医師**」なのです。

私は医師になってから30年以上たちますが、ほとんど病気をしたことがありません。「ちょっと熱っぽい」「喉《のど》が少し痛い」ということはまれにありますが、それでも仕事を休むほどの病気にはならずに済んでいます。

休むほどの病気にならないのは、幸運なことに生まれつき頑強な体に恵まれたからではありません。「絶対に休めない」がゆえに、休まずに済むために何をすればいいのか、徹底的に追求しているのです。

つまり、私が病気で休まずにすんでいるのは、「科学的に正しい体調管理」をひたすら実行しているからなのです。

本書の内容は、私が実際に行っている体調管理の方法を、誰でも実践できるよう、わかりやすくまとめたものです。

私は東京医科歯科大学で呼吸器内科医局長を務めたのち、独立して2009年に池袋大谷クリニックを開業しました。場所は先ほども述べたように東京の池袋駅のほど近くです。

JR池袋駅は国鉄時代の1976年から現在に至るまで、乗車人員ランキングでは、新宿駅に次いで第2位です。複数の私鉄や地下鉄も乗り入れています。企業、大学、巨大デパートや大型家電量販店などが立ち並び、ありとあらゆる属性の、すさまじい数の人の往来があるうえに、クリニックがあるのは繁華街のど真ん中です。

私の専門は呼吸器内科ですから、「咳《せき》が止まらない」「呼吸が苦しい」「花粉症がひどくてつらい」という、不調を訴える患者さんが引きも切りません。

最近はアレルギーの疾患が増加していて、咳喘息《ぜんそく》や気管支喘息をはじめ、長引く咳で悩んでいる患者さんが急増しています。それに対して、呼吸器内科医師の数が追いつかず、どうしても慢性的に不足してしまいます。

このような事情から、私のクリニックは、呼吸器内科のクリニックとしては全国でも屈指の患者数を誇っているのです。

それほど多くの患者さんがやってくるのに、医師である私が「今日は休みます。他を当たってください」というわけにはいきません。大学病院時代と違って、私が休んでしまったら、代わりに診察をしてくれる医師はいないのです。ですから絶対に休めません。

私が日常的に接する患者さんの多くは、咳をして、風邪ウイルスなどの病原体を持った方たち。つまり、仕事中は、体調を崩す最大の原因とも言える**感染症のリスクに常にさらされている**のです。

人よりも何十倍も風邪をひきやすい、体調を崩しやすい環境にいるのに、決して風邪をひいて体調を崩してはいけない。それゆえに、体調管理に人一倍、注意を払い続けているとも言えます。

このような状況で編み出した私の体調管理は、コロナ禍でも十分に威力を発揮しました。

ハードなコロナ診療に負けない方法

新型コロナの感染が拡大する中、私のクリニックもコロナ診療の最前線の一つになりました。

クリニックでは、感染症対策として受付をアクリルのガードで覆い、待合室では密にならないようソファを片づけ、椅子の間隔を空け、クリニックでは珍しい自動精算機を導入しました。診察室にもガードをつけ、窓を新たに増設し、空気を循環させる設備も追加し、陰圧スペースを用意してPCR検査が行えるようになっています。

とはいえ、コロナ疑いの患者さんを診察する「発熱外来」に特化したわけではありません。定期的に通院される喘息や慢性閉塞性肺疾患（COPD）の患者さんも診察しなければなりません。

そんなに大きくないクリニックですから、発熱外来と通常の診療の患者さんの動線を分けることもできません。そのため、時間によってコロナ疑いの患者さんと通常の患者さんを分けることにしました。

必然的に、1日の診察時間が長くなりました。

夜中の22時や23時にコロナ疑いの患者さんを診ることもしょっちゅうでした。

それでも自分がコロナに感染せず、体調を崩すこともなかったのは、感染対策を徹底していたことに加え、私が以前から行っていた体調管理がコロナ禍でも有効だったことを示しています。

私が実践する体調管理には、大きく3つの柱があります。

①体調を崩す最大の原因である風邪・インフル・コロナなどの感染症を予防する
②食事など生活習慣を整えて「体調を崩さない基礎体力」をつける
③睡眠不足や運動不足など「不調のトリガー」を取り除く

体調を崩して仕事ができなくなる原因として最も多いのは、風邪やインフルエンザなどの感染症にかかることです。ウィズ・コロナ時代には、これには当然、新型コロナも含まれます。

風邪にかかっても、たいていの人は「**たいしたことはない**」と思いがちですが、世の中で風邪によって起こる経済的損失をすべて足し合わせれば、膨大なものになります。詳しくは第1章でお話ししますが、風邪の予防はウィズ・コロナ時代において、すべての基本になるものなのです。

また、仕事が忙しくなったときなど、どうしても少し無理をしなければならないタイミングもあるでしょう。そんなときでも体調を崩さずに済むためには、食事など生活習慣を整えて、〝基礎体力〟をつけておく必要があります。私がそのために実際に何を食べて、どんな睡眠をとっているのか、など具体的な方法を本書ではご紹介していきます。

そして、体調を崩すときには、多くの場合きっかけがあります。仕事が忙しくて睡眠時間を削ってしまった。まったく運動せず、不摂生を重ねた。お酒を飲みすぎた日が続いてしまった……。そんな「不調のトリガー（きっかけ）」を取り除く工夫をすれば、体調が悪くなるのを先回りして予防できるのです。

誰もが実践できる手軽なやり方を紹介

多忙なビジネスパーソン、家族のためにいつも元気でいたい方、大切な試験を控えた学生のみなさま……。「万全の体調で最高のパフォーマンスを発揮したい」という願いは誰にも共通しているはずです。

そこで、本書ではどんな方でも必ず役立てていただけるよう、時間がなくてもサッと読んで実行できる形で紹介していきます。ぜひとも、ご自身の生活習慣に組み込んでいただけたらと思います。

ただ、本書を読み進める前に、一つ理解していただきたいことがあります。それは、これから紹介する体調管理の方法は、私が「自分でやっている」というだけで紹介するわけではない、ということです。

きちんと科学的な裏付けがあり、他の人がやっても効果が期待できるからこそ、紹介しているのです。つまり、自分の経験だけで判断しているのではなく、「科学的な裏付けがある」というところがポイントです。

あくまで仮定の話ですが、私が子どもの頃からミカンが大好物で、毎日ミカンを食べていて、体調がとても良いとします。そのことから私が、『医師が教える！　最高のミカン健康法』という本を書くことも可能なのかもしれません。

しかし、自分の経験と、**科学的根拠（エビデンス）**は異なるものです。もしかしたら、ミカンはたまたま私に合っていただけかもしれません。私にはミカンが体質的に合っていても、別の人はミカンを食べただけでは体調がそこまで良くはならないかもしれません。むしろ、ミカンの食べすぎで、思わぬ弊害が起きる可能性だってあるでしょう。

また、子どもの頃からミカンを食べ続けている私が今は元気だとしても、いずれ高齢者となったとき、ミカンを食べても体調が良くならない可能性があります。それどころか、長年一つの食品だけを集中的に食べ続けたことが、思わぬデメリットとして現れることも考えられます。

ミカンはあくまで仮の例ですが、1人の経験に基づいた「事実」というのは、その1人がたとえ医師であっても、確実なものではないと私は思っています。

科学的な裏付けがあるからこそ効果が期待できる

そこで本書は、基本的に科学論文として世に出ているものをエビデンスとして採用しています。ご存じのように、論文は科学者たちが偏りのないよう入念に研究をした結果、得られた知見をまとめたものです。それが世に出るためには、「査読者」という科学の専門家のチェックを受けています。

最も権威ある科学学術誌とされる『ネイチャー』や『サイエンス』では、研究者の論文をエディターがチェックし、そこで残ったものだけが複数の査読者の手に渡り、さらに厳しい検討がなされます。ほとんどのものが却下される中、残された論文であっても、疑問点付きで差し戻され、修正してまた査読をして……というプロセスが繰り返されることも珍しくはありません。

『ネイチャー』や『サイエンス』は寄せられた論文のうち、8~9割が却下されるという世界トップレベルの厳しさなのです。そこまでいかなくとも、世に出る科学論文は、「科学者によるしっかりとした研究＋査読者による厳密なチェック」を経ているので、エビデンスとして採用するに足ると私は考えています。

新型コロナウイルス感染症についても、2020年のはじめからたくさんの論文が発表されています。ここまで猛スピードで研究されてきた病気は、有史以来ほかになかったでしょう。そのおかげで、私たちは新型コロナの予防法や治療法について、多くのエビデンスを活用することができるようになっているのです。

私は「論文を調べるのが面白くてたまらない」という筋金入りの〝エビデンス・マニア〟です。

英語で書かれた難解な論文を自分で読み解き、また、英語の論文にはないような日本人特有の問題については、それに代わる各種の調査結果を探し出し、体調管理に役立ちそうな科学知識を、実践しやすい方法論に変えるのです。

その結果、マスクの使い方から、コーヒーの飲み方、エレベーターのボタンの押し方まで、エビデンスに基づく体調管理の方法が構築できました。


本書は、２０１９年に出版した書籍『絶対に休めない医師がやっている最強の体調管理』を大幅に書き直し、ウィズ・コロナ時代に対応させたものです。

新型コロナウイルス感染症は、どんなにその感染拡大を抑え込んだとしても、この世界から完全に消えてなくなることは難しいでしょう。

そのため、社会がコロナ以前の姿に戻ることはなく、コロナと〝共存〟するウィズ・コロナが求められる、というのが医療従事者の見立てです。

本書によって、みなさまの毎日の生活をより良いものにしていただければ、これほど幸せなことはありません。

池袋大谷クリニック院長　大谷義夫

第3章

第4章 体調不良にならない体を作る食事術

第5章 忙しくて眠れなくても、やってはいけない習慣

第6章 コロナに打ち勝つ「ウォーキング」のやり方

第1章

ウィズ・コロナ時代こそ「風邪の予防」が大きな意味を持つ

「ウィズ・コロナ時代」が到来する、これだけの理由

社会は「コロナ前の姿」にはもう戻らない？

２０２０年４月に新型コロナウイルス感染症の対策として初めて**緊急事態宣言**が出されたとき、私たちは「これに耐えれば、また**元の日常**が戻ってくるに違いない」と信じていました。

その1回目の緊急事態宣言では、生活の維持に必要な場合を除いて外出の自粛が要請され、学校は休校になり、デパートや映画館などの施設は使用を制限され、多くの人が自宅で仕事をするようになりました。

緊急事態宣言が解除されると、外出自粛などによって冷え込んだ観光や飲食、イベントなどの消費を促そうと、政府は「Ｇｏ Ｔｏキャンペーン」を展開します。しかし、人の動きが活発になると、再び感染が拡大し、また緊急事態宣言が出されました。

その後、感染の拡大と縮小が繰り返し起こり、緊急事態宣言も４回を数えました。

２０２１年夏の東京オリンピック・パラリンピックは緊急事態宣言のもと開催され、それとともに拡大した過去最大規模の「**第5波**」も、９月には急速に収束していきました。第５波がかつてないほど速いスピードで縮小するにつれ、多くの人は胸をなでおろしつつも、「本当にこれで終わりなのだろうか？」という不安を感じたことでしょう。

実際のところ、我々医療従事者は、感染拡大が落ち着いた段階で「第６波に備える」ことを頭に入れて行動しています。第５波のような医療崩壊を再び起こさないためです。

しかし、その一方で我々は、感染拡大が再び起こることはあっても、これまでのような**大きな規模にはならないのではないか**、とも感じています。感染拡大の波がこれから繰り返し起きたとしても、もっと小さいもので済むのではないか、ということです。

もちろん、科学に「絶対」はありませんから、第５波を超える大きな波が今後やってくる可能性はゼロではありません。しかし、今回は楽観的な予想に説得力が感じられる理由がいくつかあります。

ワクチン接種率の高さが感染拡大を抑える

第５波のような大規模な感染拡大は起きないのではないかと思える一番の理由は、**ワク**

ワクチン接種完了者の割合（接種率）

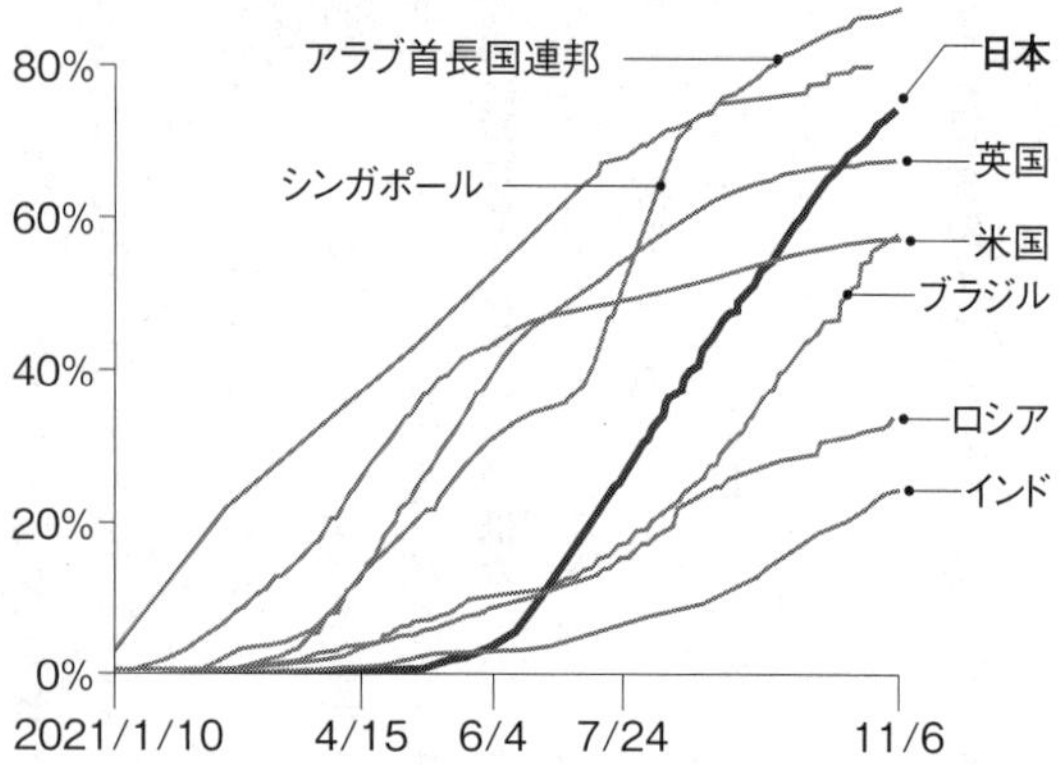

出典：Our World in Dataより

チン接種率の高さです。

日本では、2021年11月現在、2回目のワクチン接種を完了した人の数は**9000万人**を超え、その割合は人口の**70％を超え**ています。

2回目のワクチンを接種してから、ファイザー社製であれば1週間後、モデルナ社製であれば2週間後には、十分な免疫が得られるといわれています。ワクチンを接種した人が社会全体で増えていけば、それだけ感染が起きる確率が減ります。ワクチン接種率が上昇したことが、第5波を急速に縮小させた一因となった可能性は高いでしょう。

日本は当初、欧米諸国に比べてワクチン接種の開始が数カ月遅れました。これは、欧米のメーカーが開発したワクチンを日本人に接種しても問題ないかどうか、追加で臨床試験を行ったためです。

しかしその後、まさに国を挙げてワクチン接種回数を積み上げていった結果、ワクチン接種が完了した人の割合で、先行していた米国や英国などを追い抜いたのでした。

ワクチンの供給量不足や、予約が困難であること、あるいは若い世代の理解不足などが繰り返し報じられていましたが、後から振り返ってみると接種ペースはまったく落ちておらず、日本全国でコンスタントにワクチン接種が続けられていたことが分かります。

これは自治体の担当者や、職域接種を行った企業、大規模接種を行った自衛隊、そして私たちのような街のクリニックなどが努力を続けた結果であり、また何より国民のみなさんが接種に協力的だったおかげなのです。

それが、今の日本にとって大きな財産になっています。

感染ゼロにはならないが、ワクチンが命を守る

ワクチンに関しては当初、「いったいどれくらいの割合の人がワクチンを接種すれば感染を抑えられるか」という議論がありました。現在は多くの専門家が、接種率がどれだけ

上がっても感染者はなかなかゼロにはならないのではないか、という予測を立てています。

それはなぜか。まず、ワクチンの有効性が95％程度であることが挙げられます。この数字は、新しく開発された新型コロナワクチンが非常に優秀であることを示しているのですが、一方で十分な免疫がつかない人も5％程度は存在する可能性があります。

実際、ワクチン接種が完了しているのにもかかわらずコロナになってしまった「**ブレイクスルー感染**」が、第5波で発生しています。これは、ワクチン接種で免疫がつかなかった人がいたことと、第5波の〝主役〟が感染力の強い「**デルタ株**」であったことが関係しています。

さらに、ワクチンを接種してから時間がたつと、その効果が落ちてくることも分かっています。ワクチンによって新型コロナの感染を防ぐ「**中和抗体**」が作られますが、血液中の中和抗体の量を示す「**抗体価**」が、接種から数カ月で数十％に低下するという研究結果が出ています。

ワクチンを打てばウイルスに対する完璧な防御が完成するわけではなく、時間がたつと誰もが感染する可能性が再び大きくなってくるというわけです。

また、今後私たちがさまざまな活動を本格化させていくと、人の流れが活発化していきます。するとやはり、小規模な感染拡大は起こってしまうでしょう。ひょっとしたら、海外の別の地域で発生した新たな変異株が日本に入ってきて、思いもよらない流行が発生するかもしれません。

しかし、それでも、やはりワクチンは私たちを守ってくれます。仮にデルタ株より感染力の強い変異株が現れたとしても、おそらくワクチンによって感染はある程度抑えられ、また感染したとしても重症化するケースは少なくなると考えられます。

なぜここまでワクチンが信頼できるのかというと、それはデルタ株が猛威を振るった第5波のデータを見れば明らかです。

デルタ株の感染力の高さには、目を見張るものがありました。これまでの新型コロナウイルスとは別物ではないかと感じられたほどです。

新型コロナワクチンは、もちろんデルタ株が現れる前に開発されたものですが、それでもきちんと有効性を示していました。

第5波において、私のクリニックで診断された方のうち、**276名**が陽性になりました。そのうち、ワクチン接種が完了していた「ブレイクスルー感染」のケースは**11名**です。そして、11名のうち、症状がまったくなかった方が**5名**、37～38℃程度の熱で済んだ方が**6名**でした。

一方、残りの265名は、ワクチンをまったく打っていなかったか、1回だけしか打っていなかった方で、症状が重くなり非常につらい思いをされました。そして20名の患者さんは入院が必要でしたが、受け入れ先がなかなか見つからなかった方も多く、完全に医療崩壊の状態だったことは前述の通りです。

個人が自発的に行動を変えられるのが日本の強み

このように多くの人がワクチン接種を行ったことに加え、人の流れが抑制されたことも第5波が急速に収束していった要因でした。

3回目の緊急事態宣言が解除されると、繁華街などは人の流れが戻ってきましたが、第5波が起きて新規感染者が急上昇し、テレビなどで医療の逼迫《ひっぱく》が繰り返し伝えられると、今度は一転して街から人が減っていきました。

テレビでは、自宅で療養せざるを得ない方々の姿が映し出されていました。血液中の酸素飽和度が低下し、肺炎の症状が出ているのにもかかわらず、救急車を呼んでも受け入れ先が見つからない。駆け付けた救急隊員から酸素の投与を受けた患者さんが苦しそうにしている側で、何時間もさまざまなところに電話をかけているのに、ベッドの空きが見つけられない状況だったのです。

残念ながら、容態が急変して自宅で亡くなってしまった方もいらっしゃいました。

コロナ病棟はどこも重症の患者さんでいっぱいで、1人が退院するとすぐにもう1人が運び込まれるという状態でした。

日本人の素晴らしいところは、医療の現場がこのような状況であることを知ると、「自分にできることは何か」ということをすぐに考え、行動に移してくださることです。そうして、「不要な外出はしない、人が集まるところには行かない、医療に負担をかけない」ということをみなさんが心がけてくださったおかげで、感染拡大が収束に向かいました。

私のところへも、「医療の現場は大変ですね。頑張ってください。余計な負担をかけないように気をつけます」とわざわざ連絡をくださった方もいました。

ワクチンを打った人がみんなコロナ前のような行動をしてしまったら、感染拡大は再び起きてしまうでしょう。しかし、日本では必要なときに人と人との接触を減らすよう、みなさんが感染対策を意識して行動することができます。それが、今後、第5波のような大規模な感染拡大が起きにくいと考えられる理由の一つなのです。

内服薬の登場で「怖い病気」ではなくなる？

そして、今後、大きな感染拡大が起こらないのではと考えられるもう一つの理由は、医療体制の準備が整っていることです。

第5波における医療崩壊の教訓から、必要な人に必要な医療を提供できるよう、フレキシブルな病床の確保が可能になっています。

感染者が増えても自宅療養の方が少なければ、それだけ人にうつす確率は減ります。

治療法が確立してきたことも大きいでしょう。第1波や第2波の頃は、ウイルスの実態も十分に分かっておらず、治療薬もなかったため、医師も手探り状態でした。しかし、中等症から重症の患者さんには**抗ウイルス薬**である「レムデシビル」を点滴で、**ステロイド薬**の「デキサメタゾン」を点滴または内服で使えるようになりました。

レムデシビルは、元はエボラ出血熱のために開発された薬で、新型コロナウイルスの増殖を防ぐ効果も期待できます。デキサメタゾンは、アレルギーや自己免疫疾患など、幅広い炎症性の疾患に使われているステロイド薬で、新型コロナでも「免疫の暴走」によって重症化することが分かっているので、それを抑えるために使われます。

そして、軽症の方には、重症化を防ぐ「**抗体カクテル療法**」があります。これは、「カシリビマブ」と「イムデビマブ」という２つの中和抗体薬を併用するもので、点滴で投与します。現在は高価な薬であるため、抗体カクテル療法は重症化リスクの高い、持病のある方、肥満の方などに限られています。

抗体カクテル療法については、都立・公社病院で軽症の患者さん１０２名に行ったところ、その８割に有効だった、というデータがあります。１０２名のうち、私のクリニックから紹介した方が７名いらっしゃいました。

その後、やはり軽症者用の点滴治療薬として、英国グラクソ・スミスクライン（ＧＳＫ）が開発したモノクローナル抗体「ソトロビマブ」が認可されました。

これらの薬に加え、世界中が期待しているのが軽症者用の「**内服薬**」です。ファイザー、メルク、ロシュ、塩野義製薬などが開発しており、メルクはすでに新型コロナの飲み薬「モルヌピラビル」について、18歳以上の使用を条件に英国で承認を得ており、米食品医薬品局（ＦＤＡ）には緊急使用許可を申請しています。ファイザー、塩野義製薬も臨床試験の最終段階を迎えており、これに続く見込みです。ファイザーの飲み薬は、入院や死亡のリスクを約９割減らせたという臨床試験のデータが公表されています。

内服薬は私個人としても非常に待ち望んでいたものでした。点滴で投与する必要がなく、軽症の患者さんにクリニックで処方して、その後の重症化が防げるのであれば、新型コロナは今よりずっと「怖い病気」ではなくなると思うのです。

思えばインフルエンザも、タミフルなどの内服薬が登場する前は、今よりも命にかかわる「怖い病気」でした。そのため、診察していても緊張感がありました。特に高齢者は、一歩間違えば命の危険があるため、細心の注意を払っていたのです。

それが、タミフルなどの内服薬の登場で、多くの方がインフルエンザから早く回復するようになり、診察する側にも心の余裕が生まれました。それと同じ現象を、新型コロナの内服薬にも期待しているのです。

「ウィズ・コロナ時代」に求められる体調管理を再定義する

ここまで、今後日本において、コロナ以前の社会の姿に戻ることはないものの、従来の規模では感染拡大が起こらないだろうと考えられる理由について述べてきました。

まとめると、日本ではワクチン接種率が非常に高くなっていること、そしてそのワクチンが新たな変異株であっても発病や重症化を防いでくれること、多くの方が感染対策に協力的であること、さらに治療薬をはじめ医療体制が整っていることなどがその理由です。

そしてこれこそが、新型コロナウイルスが完全になくなることはないものの、コロナとある意味共生しながら社会活動を行っていく「ウィズ・コロナ時代」にほかなりません。

本書では、ウィズ・コロナ時代に必要な体調管理について再定義していきたいと考えております。

そして、どんなに忙しくてもそれを日常生活の中で実行できるやり方を示していくつもりです。

なぜ今、「風邪の予防」が大切なのか

コロナ感染者がコロナにかかったのはどんなとき?

ウィズ・コロナ時代における体調管理について考えたとき、私が最も大切だと感じているのが「風邪の予防」です。

え、なんで?　と思うかもしれません。新型コロナにかかるリスクがあるのだから、もっと重要なことがあるのではと考えるのが普通です。

でも実は、新型コロナに感染した方がどのようなシチュエーションでウイルスにかかったのかを調べると、「いかにも風邪をひきそうな状況だった」ことが分かったのです。

どういうことでしょうか?

私はこれまでに、数多くのコロナ疑いの患者さんを診察し、実際にPCR検査を行いました。その結果、陽性になった方々は、さまざまな状況で感染していたことが分かりました。

接待を伴う飲食店を利用したり、大勢で会食をしたり、マスクを外した状態で換気の悪い空間に長時間いたり……。このような、「避けるべきシチュエーション」と言われていた状況で感染した方はもちろんたくさんいます。

一方で、神経質なまでに感染対策をしていたのに新型コロナにかかってしまった、という方もいらっしゃいます。マスク、手洗いはもちろん、なるべく外出を控え、飲食店は利用せず、人混みも避けていたのに、「なぜ自分が感染してしまったのか分からない」と困惑して泣き出す患者さんもいらっしゃいました。

特に第5波のピーク時には、仕事は完全リモート、外出はスーパーかコンビニのみ、外食はせず飲食店の利用はテイクアウトのみ、自宅以外でマスクを外すことは皆無という方々がたくさん感染して発症していたのです。

どれだけ対策を徹底していても、感染してしまうのがこのウイルスの怖いところなのです。

ただ、よく話を聞いてみると、感染したのが**「風邪をひきそうなシチュエーション」**だった可能性があると私は思いました。

例えば、雨に打たれて体が冷えてしまったときに風邪をひいた経験がある人は多いでしょう。同じように、仕事が忙しくて寝不足が続いていたとか、暴飲暴食をして胃腸の調子が良くなかったとか、冷房が効きすぎた部屋でお腹を出して寝ていたとか、そういった状況で体調を崩しかけたときこそ、風邪をひきやすくなるのです。

このようなシチュエーションでは、免疫力が一時的に低下し、風邪のウイルスに感染しやすくなります。それは、新型コロナウイルスでも同じなのです。

第5波のときは、帯状疱疹が治った後にコロナに感染した患者さんもいらっしゃいました。「運が悪かったですね」と申し上げましたが、免疫が低下していた状態だったようです。

「たかが風邪」という意識のせいで体調を崩してしまう

実際に新型コロナにかかった人たちの多くは、免疫力が低下する「風邪をひきそうなシチュエーション」で感染していたのだから、ウィズ・コロナ時代の体調管理では「風邪の予防」を大切にしなければなりません。

こう言うと、「なんだ、風邪の予防なんて簡単じゃないか」と思うかもしれません。

確かに、風邪の予防というのは、規則正しい生活を送るとか、食事の栄養バランスに気をつけるとか、ちゃんと手を洗うといった、基本的なことの積み重ねです。

しかし、私たちは、この風邪の予防という基本を、ついおろそかにしがちです。

なぜなら、「**たかが風邪じゃないか**」という意識が、私たちの頭のどこかにあるからでしょう。

風邪は、たいてい数日間でよくなる病気です。咳が出たり、喉が痛くなったり、微熱が出たりして体はつらくなることもありますが、コロナ以前であれば、風邪をひいても市販の風邪薬を飲んで会社に来て仕事をしていた人も少なくありませんでした。「つらくても休めないあなたに」といった主旨の風邪薬のキャッチコピーもありました。

しかし、ウィズ・コロナ時代には、「たかが風邪じゃないか」と油断せず、きちんと風邪の予防を徹底しなければなりません。なぜなら、予防をおろそかにしていると、かかるのが風邪ではなく、新型コロナかもしれないからです。

また、風邪にかかって免疫力がさらに落ちた状態で、外出などしていると、今度は新型コロナにかかってしまう可能性だってあります。

コロナ禍においては、私たちは自然と、風邪の予防を徹底していました。新型コロナの感染対策が、そのまま風邪の予防になっていたのです。

外出するときはきちんとマスクをする、手をこまめに洗う、アルコールで消毒する。これに加え、飲食店で酒類が提供されなかったので、結果として暴飲暴食をする機会が少なかった方もいるでしょう。不要な外出をせず、人との接触も避けていたので風邪もひかずに済んだ、という方が多かったのだと思います。

新型コロナの感染拡大が収まり、多くの人がもっと外出するようになり、会社や学校においても人と人との接触が増えてくると、風邪をひく人が増えてくる可能性があります。

ですから、ウィズ・コロナ時代にまずやるべきなのは「**風邪の予防**」なのです。風邪の予防を怠ると、しょっちゅう風邪をひいて仕事を休まなければならなくなるかもしれません。

風邪とコロナは、何が同じで何が違う？

ヒトは、人生で200回、風邪をひく

新型コロナウイルス感染症については、私たちはこの2年間、毎日のようにニュースで見聞きしてきました。

どのようなウイルスなのか、どうやって感染するのか、どのような症状なのか、重症化するとどうなるのか……。

こうした新型コロナに関する知識を私たちはたくさん身につけています。

しかし、風邪については、これだけありふれた病気なのに、多くの人がその実態をよく知りません。

そこでここでは、そもそも風邪とはどのような病気なのか、というお話をしていきます。

そして、新型コロナと風邪は、どのようなところに共通点があり、またどのようなところが違うのか、ということもまとめていきましょう。

私たちは、成人でも**1年間に2〜4回**は風邪をひきます。そして、**生涯ではなんと200回も風邪をひく**といわれています。

ですから、私たちが体調を崩し、仕事ができなくなる最大の原因といえば、この風邪なのです。逆に、風邪を予防し、また風邪のひきはじめにひどくならないよう手を打つことができれば、「体調管理」のかなりの部分は成功だといえます。

風邪とは、呼吸器感染症のうち、**急性上気道感染症**の一つであり、「**風邪症候群**(common cold)」と呼ばれています。「さまざまなウイルスを原因として鼻汁や鼻閉(鼻づまり)などの上気道炎症状をきたし、自然軽快する症候群」というのが専門的な定義です。

上気道炎症状というと何やら難しそうですが、**上気道**とは呼吸器のうちの**鼻から喉まで**、つまり気管や気管支にまで達しない部分のことで、そこに現れる、喉の痛みや、咳、鼻水や鼻づまりなどが上気道炎症状です。

風邪では、これらの症状が、普通は3日から1週間程度、長引いても2週間程度で自然に治ります。

風邪でも発熱することがありますが、3日以上は続かず、38℃は超えないのも特徴です。

風邪による炎症が上気道を通り越して、気管支に広がると**気管支炎**に、それが肺に到達し

呼吸器の仕組み

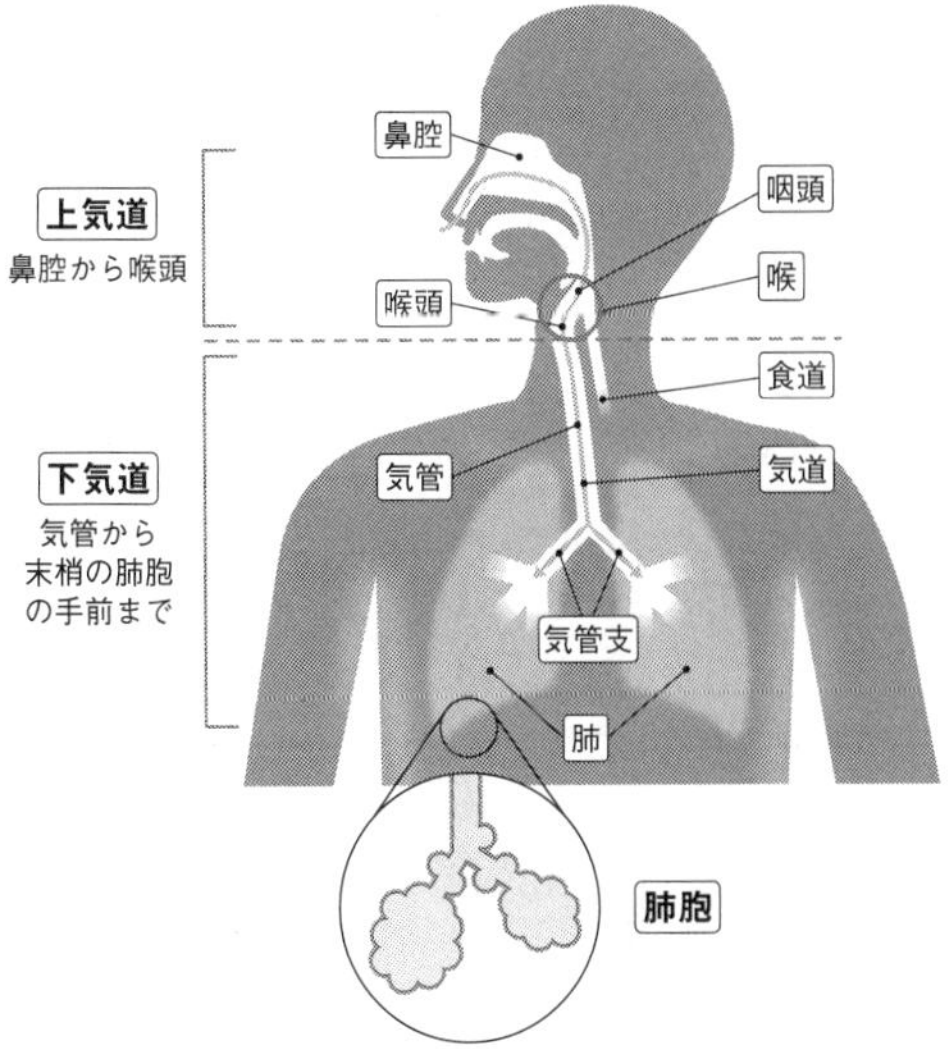

て悪化すると**肺炎**になります。「風邪は自然に治る」からといって体調管理を怠ると、こじらせてさらにひどい病気になる可能性があるのです。

「私は喉の風邪をひきやすい」「いつも鼻風邪なんだ」などとよく言います。しかし、風邪の三大症状「①鼻　②喉　③咳」は、たいていの場合、同時に起こっています。ただ、その三大症状のうち、鼻水や鼻づまりがひどいと感じれば「鼻風邪」、喉の痛みが目立っていれば「喉風邪」だと思う、ということです。

三大症状のうち、どれが強く出

るかについては、風邪の原因となるウイルスが、鼻や喉などのどこの場所について増殖し、炎症を引き起こしているかに左右されます。また、「自分はいつも喉から風邪をひく」と思っている人もいるかもしれませんが、体質によってどの症状が出やすいか、という研究報告はおそらくありません。

風邪のウイルスは200種類

風邪の原因は、ほとんどが**ウイルス**です。全体の**80〜90%**にも上ります。そして、残りの**10〜20%**は、主に**細菌**です。

風邪をひいたときに、医師から「念のために**抗生物質**を出しておきましょう」と言われた経験はないでしょうか。抗生物質とは、抗菌薬ともいわれ、細菌を殺すための薬です。ウイルスが原因で風邪をひいている可能性が高いのに、抗生物質を処方されるのは、まさに「念のため」以外の何物でもなく、現在は「風邪で不要な抗生物質は出さない」のが常識になっています。不要な抗生物質を使い続けていると、抗生物質に耐性を持った細菌が生まれる可能性があるためです。

それでは、風邪の原因となるウイルスにはどれくらいの種類があるでしょうか。実は、

200種類程度あると考えられています。

ここでは、風邪を含めた主な呼吸器感染症のウイルスの種類を3つ紹介します。

①ライノウイルス

最もメジャーな風邪のウイルスで、風邪の30〜40%はライノウイルスによるものといわれています。別名「**鼻風邪ウイルス**」というだけに、鼻をつまらせたり逆にグズグズにさせたり、喉の炎症を引き起こします。**春や秋**に流行しやすいのが特徴です。

②コロナウイルス

風邪の約10〜15%はコロナウイルスによるものといわれています。**鼻**、**喉**、**咳**の症状の他に**発熱**も伴うことがあります。流行しやすいのは**冬**です。風邪を引き起こすコロナウイルスは4種類あるといわれています。

もちろん、新型コロナウイルスは、風邪の原因となるコロナウイルスの仲間です。

③インフルエンザウイルス

インフルエンザ（呼吸器疾患を伴う急性感染症）を引き起こすウイルスで、**冬**に流行しやすいのが特徴。季節性のものとして**A型、B型、C型**があります。

ここで挙げた、ライノウイルスやコロナウイルスの中でも、細かい分類がいくつかありますが、大まかな特徴は共通しています。

また、他にもRSウイルスや、アデノウイルス、あるいはパラインフルエンザウイルスなどは聞いたことがある方もいるかもしれません。

同じコロナウイルスでもこれだけ違う

新型コロナウイルスは、すでに述べたようにコロナウイルスの仲間です。人間に感染するコロナウイルスは、これまでに7種類が確認されています。

そのうち4種類が、先ほど紹介した普通の風邪を引き起こすものです。

そして、2002年に中国・広東省に端を発した**重症急性呼吸器症候群（SARS）**と、2012年にアラビア半島で報告された**中東呼吸器症候群（MERS）**も、それぞれ原因となるのはコロナウイルスの一種です。

そして7番目のコロナウイルスが、中国・湖北省武漢市で発生した新しい肺炎の原因となる新型コロナウイルスで、専門的には「**SARS-CoV-2**」という名称になっています。また、新型コロナウイルス感染症の病名のほうは「**COVID-19**」です。

新型コロナウイルスは、遺伝子的には、SARSのウイルスと8割弱が共通していて、MERSのウイルスとは5割ほどが共通しているそうです（Lancet. 2020; 395:565-74.）。

コロナウイルスの見た目の特徴は、外側に突き出た**スパイク**（突起）です。これが「王冠」のように見えることから、その名前がつきました。「コロナ」とはギリシャ語で王冠のことです。

感染する最初のきっかけになるのが、この突起です。新型コロナウイルスは、鼻や喉、そして肺の細胞に感染し、その中でウイルスが複製されます。人間の細胞の表面にある「ACE2受容体」というレセプター（受容体）と突起が結合することで、ウイルスの遺伝情報を持ったRNAが人間の細胞の中に侵入します。

厚生労働省がまとめた『新型コロナウイルス感染症診療の手引き第5・3版』によると、新型コロナウイルスに感染すると、発症した人のうち大まかに8割ほどは、発熱や風邪の症状、頭痛、倦怠感、嗅覚・味覚の障害などが1週間程度続いた後、軽症のうちに回復します。残りの2割は、呼吸困難や息切れなど、肺炎の症状が悪化します。

新型コロナウイルス（SARS-CoV-2）

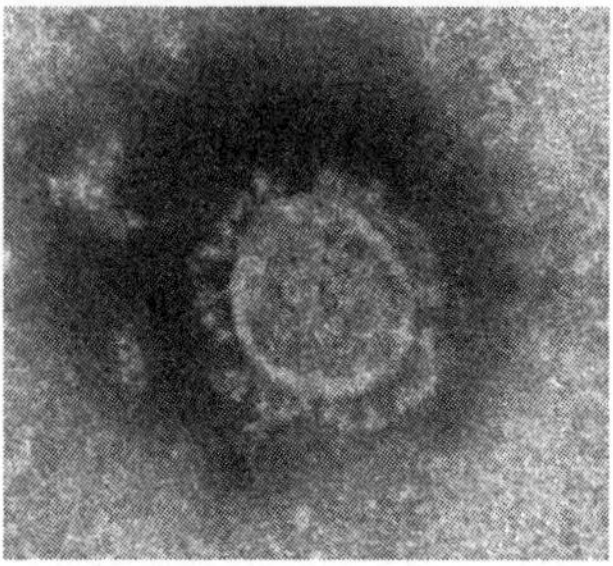

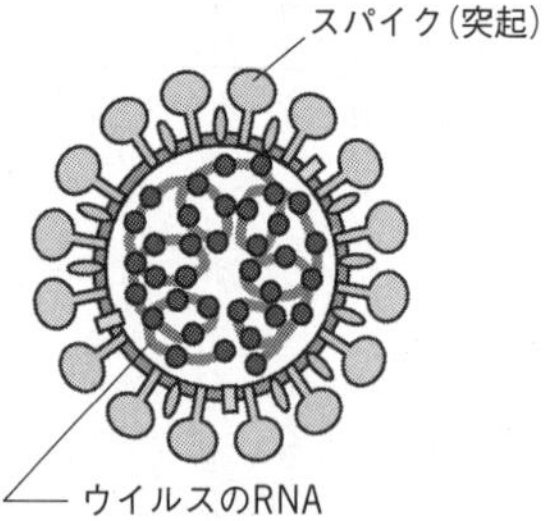

出典：国立感染症研究所のホームページより

知っておきたいインフルエンザの基本

風邪とは異なりますが、インフルエンザは重い上気道感染症を生じる可能性がある、怖い病気です。

人間に感染するインフルエンザウイルスは、大きく分けて3種類あり、A型、B型、C型と呼ばれています。

そのうち、問題となるのは、**A型とB型**です。**高熱**が出ることと、筋肉痛や全身の倦怠感などがあり、風邪より症状が重く、さらに重症化する危険性があるためです。

例えば、インフルエンザの感染後、免疫が低下して肺炎を発症することが少なくありません。最悪の場合は命に関わります。

A型インフルエンザの肺炎合併率は高齢者で高く、80歳以上で13・33%、65〜79歳で2・06%ですが、

新型コロナウイルス感染症の症状

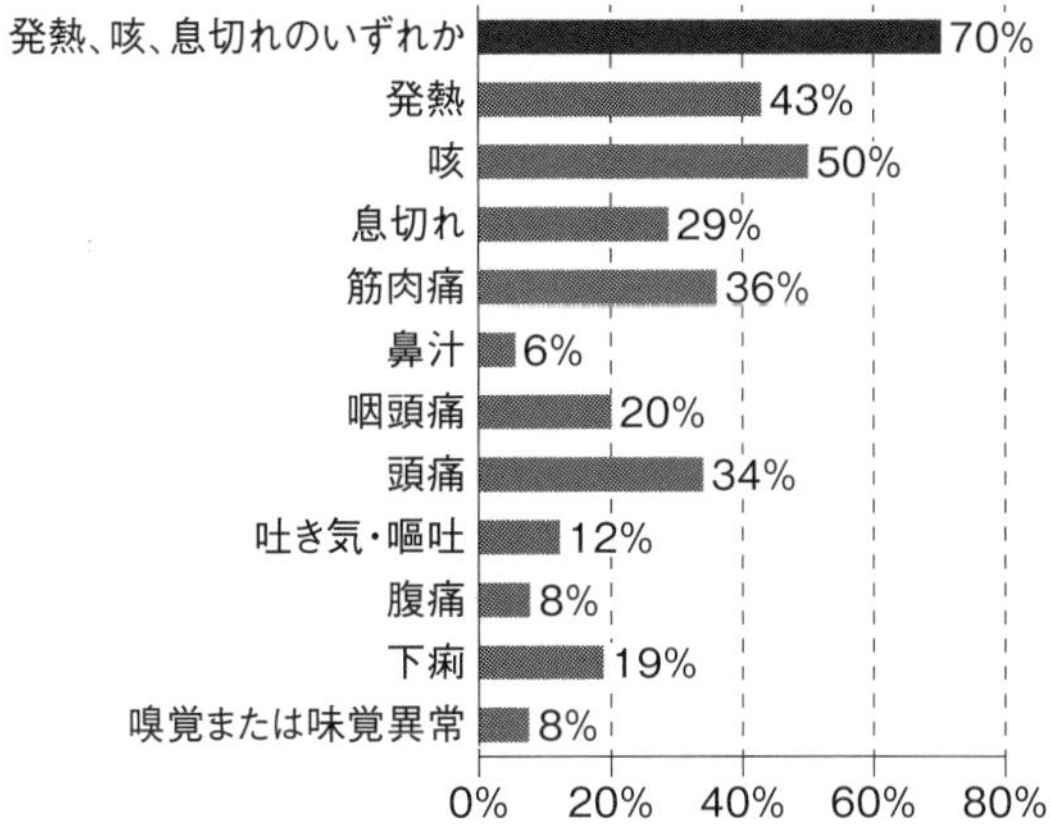

出典：『新型コロナウイルス感染症診療の手引き第5.3版』より

16〜64歳でも0・83%という報告もありますので、どの世代も油断できないのです。

インフルエンザは感染力が高いので、人にうつさないためにも**ワクチン**で予防することが大切です。ワクチンを打っても感染することはありますが、症状が軽減します。

ともあれ、ただの風邪であっても、こじらせて重症になれば肺炎を併発して死に至ることもあるわけですから、たかが風邪と侮ってはいけません。

また、風邪やインフルエンザが改善した後に、咳喘息や気管支喘息を発症し、長引く咳に悩まされる方も多くいらっしゃいます。長引くつらい咳は仕事にも影響しますので、大きな損失になってしまいます。

風邪、インフルエンザ、新型コロナの3つについて、どのような対策をとればいいのかについては、次の第2章にまとめましょう。

風邪の常識をアップデートしよう

あなたは古い常識のせいで風邪をひいている？

風邪はありふれた病気であるにもかかわらず、その実態はよく知られていないという話をしてきました。

風邪の予防や対策についても、誰もがよく分かっているつもりで、実際には間違った常識を引きずっている可能性があります。医師ですら、昔の知識ややり方に頼って風邪を診察しがちなのです。

実は近年も、風邪に関する研究で新しい発見がありました。ですから、ここで一度、風邪の常識をアップデートしましょう。

勘違いしやすい風邪と予防法の知識をまとめてみます。

①風邪予防にうがい液は有効？↓NO

「予防には手洗い、うがい」というのは誰でも知っています。

では、うがいはどのように行うのがいいでしょうか。「**うがい液**」を使えば、より予防になりそうなイメージがありますが、それは間違いです。

京都大学健康科学センターが行った研究では、387名の被験者を、外出後に「うがいをしない人」「水だけでうがいをする人」「ヨードなどのうがい液でうがいをする人」の3グループに分け、2カ月にわたって比較しました。すると、「うがいをしない人」のうち風邪をひいたのは100人中26・4人、「水だけでうがいをする人」では17人、「ヨードなどのうがい液でうがいをする人」では23・6人でした（Am J Prev Med. 2005; 29:302-7）。

つまり、水だけでうがいをする場合が最も風邪をひきにくかったという結果になったのです。うがい液を使う人は、うがいをしない人と同じくらいの結果になってしまいました。

もともとヨードなどのうがい液は、口の中の雑菌を消毒することを目的に作られており、風邪の予防のために作られたものではありません。ヨードうがい液を使用すると、「正常な口腔内細菌」まで消毒されてしまい、結果として風邪の予防につながらなかったのかもしれません。風邪の予防としては、「水だけ」のうがいでよかったのです。

ただし、うがい液には口腔内を清潔にする効果がありますから、すでに風邪やインフルエンザにかかってしまった場合は、うがい液でうがいをすると、回復の助けとなるでしょう。

風邪の予防には「水うがい」、風邪をひいたら「うがい液」と覚えておきましょう。

2020年8月、大阪府の吉村洋文知事が、「うそみたいな本当の話」として大阪での臨床研究結果から、コロナ対策としてうがい液の使用を呼びかけ、話題になったことがありました。新型コロナウイルスが上気道の細胞内に侵入した後にうがい液で除去できるとは考えられませんが、口腔内の唾液や分泌物を消毒する効果はあるので、細胞内に入る前のウイルスを除去することは可能でしょう。

②風邪をひいたら風呂に入らないほうがいい？↓NO

「風邪をひいたときには風呂に入らず、とにかく温かくして寝るのがいい」と言われたことがある人は多いでしょう。ですが、これは間違いです。

日本人は昔から風呂好きで、日本最古の書物『古事記』にも、伊予の湯という温泉が登場します。最初は天然温泉を利用した露天風呂でしたが、江戸時代には銭湯文化が花開きました。銭湯は気持ちのいいものですが、家まで帰る途中で湯冷めをしてしまいます。これが「風邪をひいたら風呂に入らないほうがいい」という言葉の根拠なのです。

日本の銭湯文化はまだ残っていますが、第二次大戦後は「家風呂」が普及し、1950年代半ばに高度経済成長期を迎えて以降は、風呂は家庭で入るものになりました。

家で**さっと入浴**する、あるいは**シャワー**を浴びてすぐにベッドに入るのなら、湯冷めをする心配はありません。入浴すれば、汗も流せてさっぱりしますし、体を清潔に保つことができます。高熱のときも、体がつらくなければ、入浴してもいいでしょう。

また、風呂と同様に、風邪のときにやってはいけないと言われてきたものとしては、「運動」があります。風邪をひいてつらいときに運動なんて……と思うかもしれませんが、実は、風邪のひきはじめに**軽い運動**をすると、体の免疫力がアップして、回復が早くなり、症状が軽くて済む可能性があります。

軽い運動というのは、具体的には15〜20分ほどウォーキングをしたり、少しジョギングをするのでもいいでしょう。

私も、風邪のひきはじめのときに、少しだけ運動するようにしています。それだけで、その後の体の調子はずいぶんと変わってくるのです。

③風邪のとき抗生物質を飲むと早く治る？↓ＮＯ

これはすでに説明したように、風邪の原因はほとんどがウイルスですから、細菌を殺すための**抗生物質**を飲んでも意味がありません。それなのに、ただの風邪に対して抗生物質が処方されてしまうことがまだあるようです。

厚生労働省は、２０１７年から、医師に対して安易に抗生物質を処方しないように促す「抗微生物薬適正使用の手引き」を公開しています。日経メディカルが医師３９８１名に対して調査したところ、「風邪の患者に対してまったく抗生物質を処方しない」と答えた医師は、17・6％。「抗生物質の処方を厳密に、もしくはある程度配慮している」と答えた医師は55・2％でした。

数が減っているとはいえ、風邪に関係がない抗生物質が用いられ続けているのはなぜでしょうか。先ほどの調査で医師たちが挙げた理由としては、「その風邪が細菌によるものか、ウイルスによるものか見分けがつかないから、念のため処方しておく」「気管支炎や肺炎など、細菌による二次感染の予防」の他に、「抗生物質は必要ないと説明しても、患者が納得しないので」がありました。

私も、風邪の患者さんに「抗生物質を出してください」と言われたことがあります。ですが、何度もいうように、ただの風邪に抗生物質を処方することに意味はありません。ぜひ常識をアップデートしてください。

これもすでに述べましたが、不要な抗生物質を服用し続けると、長い目で見た場合、いつか抗生物質が効かない細菌が生まれる恐れがあります。こうした薬剤耐性菌の問題は、世界的にも議論されているところです。安易に抗生物質を飲むのはやめましょう。

④風邪のとき解熱剤を早く飲むべき？↓NO

「熱が出たので**解熱剤**を飲んで出勤した」という経験のある人は多いでしょう。それだけでなく、「薬が切れて熱がまた上がってきたので、さらに解熱剤を飲んで仕事を続けた」という人もいるかもしれません。解熱剤の使い方として、これは正しいでしょうか？

私は、どうしても休めない大切な仕事があるときに、解熱剤を使って**一時的に熱を下げる**のはかまわないと考えています。しかし、何度も連続して解熱剤を使うのは、体の負担が大きくなるのでお勧めしません。

ウイルスが侵入してきたとき、体は免疫力を活性化させて撃退しようとします。体温が上昇しているときは、白血球の一つであり異物を排除する好中球や、細菌やウイルスを食べるマクロファージの作用が強まっているのです。つまり発熱とは、体がウイルスを撃退しようと頑張っている状態なのです。

解熱剤を何度も使って熱を下げていると、重大な病気の発見が遅れてしまうことがあります。新型コロナでも、解熱剤を1日3回服用して数日間自宅で過ごしてから受診された患者さんが、PCR検査で陽性になり、レントゲンをとると肺炎が進行していました。解熱剤で熱を下げてもウイルスを死滅させる効果があるわけではなく、飲み続けることで改善しているのか悪化しているのかが判断できなくなり、医療機関を受診するタイミングが遅れてしまうのです。

⑤風邪のとき咳止めは有効?↓NO

咳を出すのはつらいものですし、ウイルスをまき散らしているようで、まわりの目も気になります。咳が出ると、咳止めの薬に頼りたくなる気持ちはよくわかります。

しかし、先ほどの解熱剤と同じで、**安易に咳止めには頼ってはいけません**。咳は、気道に入り込んだウイルスなどを追い出すための防御反応です。気道の内側の上皮細胞には線毛が生えていて、そこに分泌されている粘液が、ウイルスなどの異物を絡め取ってまとめます。これが喀痰《かくたん》であり、咳によって体外に出されます。

熱があるときに解熱剤を繰り返し使うことがお勧めできないように、咳が出るからといって繰り返し咳止めを飲むこともお勧めできません。

また、咳が出るから風邪だと思っていたら、**実は別の病気**だった、ということもあります。副鼻腔炎《ふくびくうえん》やアレルギー性鼻炎による後鼻漏《こうびろう》や逆流性食道炎でも、長引く咳が生じます。3週間以上、咳が続く場合は、咳喘息、結核、あるいは肺がんなどの病気の可能性もあります。さらに、百日咳は、百日咳菌によって起こる病気で、大人がかかってもそれほど心配はありませんが、生後1年以内の乳児だと命の危険もあります。もし百日咳にかかってしまったら、妊婦や乳児にうつさないよう注意が必要です。

お酒を頻繁に飲む人ほど風邪をひきにくい？

この章の最後に、「お酒と風邪」にまつわる興味深い研究を紹介しておきましょう。昔から「酒は百薬の長」といわれ、ほどほどに飲む分にはお酒は体にいいと考えられていました。「ちょっと風邪気味だからアルコール消毒しよう」なんて言いながらお酒を飲む酒好きの人もいるくらいです。

実は、飲酒と風邪の関係についての研究が、ヨーロッパと日本であります。

１９９３年、英国のコーエンらが健康な３９０名の鼻腔に、ライノウイルスやコロナウイルスなどの風邪ウイルスを投与したところ、非喫煙者のうち、お酒をよく飲む人ほど、風邪の発症率が低いという結果になったのです（Am J Public Health. 1993;83:1277-83.）。

スペインでは、お酒と風邪に関する10年間にわたる研究を行っています。２００２年に発表された論文によれば、スペインの５つの大学の教職員４２７２名は、１人あたり１年に１・４回風邪をひき、「お酒を飲まない人」の発症リスクに比べると、「ワインを週14杯以上飲む人」の発症リスクは60％程度でした（Am J Epidemiol. 2002;155:853-8.）。つまり、この実験においても、お酒を飲む人のほうが風邪をひきにくいというわけです。

これを踏まえて、東北大学の永富良一先生が、８９９名の日本人男性を対象に調査をしたところ、「お酒を飲まない人」に比べて「お酒を飲む人」のほうが風邪を引かないという結果になりました（BMC Public Health. 2012;12:987.）。一番風邪をひきにくかったのは「毎日お酒を飲む人」、次いで「週4～6回飲む人」「週3回以下の人」でした。英国の研究と同様に、ポイントはお酒を飲む頻度にあります。

スペインの研究では、「赤ワインのポリフェノールがいいのでは」と考察されていましたが、日本の被験者が飲んでいたのは、ビールと焼酎がほとんどでした。そのため、お酒による体温の上昇とストレスの軽減がよかったのではないか、と永富先生は考察されています。

43ページで述べたように、最もメジャーな風邪のウイルスであるライノウイルスは、主に鼻に感染しますが、お酒を飲むと血行が良くなって鼻の温度が上がり、ライノウイルスが増殖しづらい温度になるのではないかと考えられます。

また、お酒を飲むことでストレスが解消されれば、それも風邪の予防につながると考えられます。その点は「酒は百薬の長」なのかもしれません。

しかし、風邪の予防に役立つ可能性があるといっても、それは「ほどほど」に飲んだ場合です。飲みすぎは、がんをはじめ重大な病気のリスクを上げることが知られています。

ですから、「風邪予防のためにどんどん飲みましょう」とは決して言えません。ましてや、もともとお酒に弱い人が風邪の予防のために無理に飲むことはまったくお勧めできません。

また、「二日酔い」の状態では仕事にならないことは明白です。体調管理のためには、飲みすぎて二日酔いになることは避けなければなりません。

なお、厚生労働省が定める、病気のリスクを上げないための飲酒量は、「1日、純アルコール量で20gまで」です。これは、ビールに換算すると中瓶1本、ワインならグラス2〜3杯、日本酒なら1合ほどです。覚えておきましょう。

ちなみに、私自身は、コロナ禍になってからあまりアルコールを飲まなくなりました。なぜかというと、「ワクチンを打ってもお酒をよく飲む人は抗体価が上がりにくい」という研究があるからです。抗体価とは、新型コロナウイルスの感染を防ぐための免疫の強さを表しています。

そんなわけで、私個人としては、お酒を楽しむのはしばらく先にしようと考えているのです。

第2章

風邪・インフル・コロナ
——対策のスタンダード

ウイルスから身を守ることが体調管理の第一歩

ウイルスに感染するとはどういうことか

風邪、インフルエンザ、そして新型コロナを予防することができれば、体調管理の大部分は成功です。

ウィズ・コロナ時代では、そのうち風邪の予防が最も大切だということを第1章でお話ししました。風邪の予防は基本的なことばかりですが、それにしっかり取り組むことで、インフルエンザや新型コロナの予防にもつながるからです。

それに加え、インフルエンザや新型コロナは「**ワクチン**」で予防することも大切です。

この章では、風邪・インフル・コロナの3つの対策を、ワクチンも含めてまとめていきましょう。

風邪・インフル・コロナの3つに共通しているのは、病原体がウイルスであることです。

ですから、ウイルスの感染から身を守るためには、そもそもウイルスが感染した瞬間に私

ライノウイルスは鼻の奥の細胞にとりつく

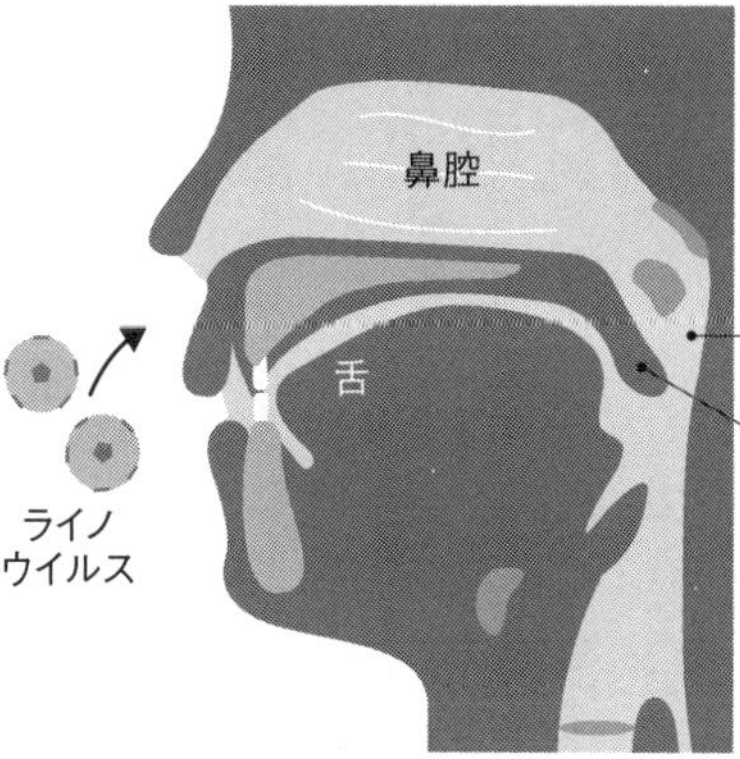

鼻から侵入したライノウイルスは、鼻腔を通り、鼻の奥のほうへ到達する。そこで表面の体細胞にとりつく。

たちの体にはどういったことが起きるのか、ということを知っておいたほうがいいでしょう。

ここでは、風邪の原因となる**ライノウイルス**を例にとります。

感染した人が咳をして飛んできた飛沫《ひまつ》や、あるいは自分の手の指を経由して、鼻の穴から入ったライノウイルスは、やがて鼻の奥のほうへと到達します。ここは、鼻と口がつながっている場所の手前で、すぐ近くに口蓋垂《こうがいすい》（のどちんこ）があるところです。

ライノウイルスは、鼻の奥のほうの表面にある体細胞に接触します。そして、自身が有益な存在であるかのように騙して細胞の中に入り込み、暴れだします。

もし、そのウイルスが過去に感染したものでなく、初めて感染したタイプだったら、ウイルスは体細胞の中で自分自身のコピーを大量に作らせ、やがて細胞を破壊し、そしてウイルスが体の中でばらまかれます。

感染がここまで進むと、「喉が少し痛いな」「風邪をひいたかもしれない」と感じるようになります。そして、鼻から侵入したウイルスが増殖し、しばらくすると**鼻水**などを通じてそれが排出されるようになるのです。

もちろん、体はやられっぱなしでいるわけではありません。ウイルスに乗っ取られた体細胞は、**白血球**を呼び寄せます。白血球とは、広い意味でいうと、体の防御反応に関わる「**免疫**」を担当する細胞のことです。

ウイルスなど体に侵入した異物を排除するための免疫の仕組みとしては、「**自然免疫**」と「**獲得免疫**」の2つがあり、それぞれ担当する白血球の種類が決まっています。

自然免疫は、侵入してきた病原体などにいち早く反応して、排除するための仕組みです。白血球のうち、好中球や、マクロファージ、樹状細胞などが担当します。ウイルスなどに正面から攻撃したり、捕らえて食べてしまいます。

一方、獲得免疫は、病原体を見分け、それを記憶することで、同じ病原体に出会ったときに効率よく排除できるようにする仕組みです。自然免疫に比べると、病原体に反応できるようになるまでが遅く、数日かかるのですが、殺傷能力は高いということです。白血球のうち、T細胞、B細胞などが担当します。

……と、ここまでの説明では、専門用語のオンパレードで、難しくなってしまったかもしれません。まとめると、風邪ウイルスが体細胞にとりついて増殖すると、まずは自然免疫が、続いて獲得免疫が働いて、ウイルスを退治しようとします。こうして、症状が出てから3〜7日たつと風邪は自然と治るのです。

コロナとインフルでも「空気感染」の可能性

どんな病原体のウイルスも、体の中に入り込んで感染するところからすべては始まります。この「感染経路」にはいくつかの種類があります。

①飛沫《ひまつ》感染

感染している人のくしゃみや咳によって空気中にウイルスなどの病原体が「**飛沫**」として排出され、それを吸い込むことによって起こる感染。だいたい1〜2メートルの距離で感染します。

②空気感染

感染している人から排出された飛沫が、そのままカラカラに乾燥して水分を失い、小さな「**飛沫核**」になって空中をただよい、それを吸い込むことによって起こる感染。学校の教室内くらいの距離であれば感染してしまうので、予防が難しいのが特徴です。

③接触感染

感染ウイルスが含まれた鼻汁、唾液などに直接触れることで手にウイルスがつき、その手で口や鼻を触ることで感染します。小さな子どもは保育園などで、同じおもちゃで遊び、その手で顔を触り、口に入れて舐めたりするので、接触感染が多いといわれています。

④エアロゾル感染

空気感染における飛沫核よりも大きなサイズの粒子が「**エアロゾル**」として空気中を浮遊し、それを吸い込むことで起きる感染です。

風邪・インフル・コロナは、いずれも主に①飛沫感染と③接触感染でうつると考えられていました。

「飛沫」とは、咳やくしゃみなどで排出される、ウイルスを含んだ小さな水滴のこと。これは重力の影響を受けるので1〜2メートルしか飛ばず、そのため新型コロナ対策では「2メートルの社会的距離をあけよう」と言われていたのです。

飛沫が水分を失って乾燥すると、ウイルスを含む「飛沫核」になり、空気中をただよいます。この状態でも感染力が残っていて、②空気感染を起こす病原体は、麻疹（はしか）ウイルス、水痘《すいとう》（水ぼうそう）・帯状疱疹《たいじょうほうしん》ウイルス、結核菌などに限られていると考えられていました。

ところが、研究が進むにつれて、新型コロナウイルスでも空気感染やエアロゾル感染が起きることが分かってきました。特に、感染力の強い変異株は、空気感染を起こすことも十分に可能だと考えられるようになったのです。狭い室内や、換気が十分ではない環境では、空気感染やエアロゾル感染にも注意しなければなりません。

新型コロナによって、感染症の「空気感染」に対する解釈も変わってきたといえるでしょう。

実は、インフルエンザウイルスも空気感染する可能性がある、という研究報告も以前からありました。米国メリーランド大学において、インフルエンザにかかり、発症から1〜3日たった患者142名について、呼吸にどの程度ウイルスが含まれているかを調べたところ、咳をしていない患者の呼気の48%から、インフルエンザウイルスが検出されたのです(Proc Natl Acad Sci U S A. 2018;115(5):1081-1086.)。

つまり、咳やくしゃみなどの飛沫にウイルスが含まれていたのではなく、単に呼吸したり話したりしているだけなのに、患者の2人に1人はインフルエンザウイルスを放出していました。しかも、放出されたインフルエンザウイルスのうち、73%は感染力があるものでした。そのため、インフルエンザウイルスが空気感染を起こす可能性が高いというわけです。

コロナ禍が終わってもマスクは「日常の一部」に

コロナでアップデートされた「マスクの常識」

風邪・インフル・コロナの感染経路として、飛沫感染、接触感染、空気感染などがあると説明いたしました。

これらの感染経路をシャットアウトするのに有効なものといえば、やはり「**マスク**」です。

コロナ禍以前に、製薬会社のエーザイがマスクの利用実態について調査したところ、日本人男女310名のうち、「マスクの着用は感染症予防に有効だと思っている」という人は、97％もいました。それにもかかわらず、73％の人はマスクを正しく使えていなかった、という結果になりました。

マスクの誤った使い方の例としては、「ウイルスが付着したマスクのフィルター部分を触ってしまっている」が43％、「マスクを外した後、手洗いできていない」が54％などでした。

しかし、新型コロナの感染拡大に伴い、私たちはマスクの正しい利用方法について詳しく知ることとなりました。本書をお読みのみなさんも、きちんとマスクを活用されていることでしょう。

ここでは、コロナ禍にアップデートされたマスクの使い方についてまとめてみます。

①正しいサイズのマスクを選び、スキマなく覆う

飛沫感染を防ぐには、鼻と口をぴったり覆わなければなりません。ブカブカのマスクをしている人もいますが、マスクに「大人用」「女性用」「子ども用」があるのは、顔のサイズに合わせるべきだから。横から見て、鼻からあごまで、しっかりと覆い、正しく頬にフィットするものを選びましょう。なお、「息が苦しい」とちょっとずらして鼻を出すのはもちろんNGです。鼻を出すことで性能がガクッと落ちます。

②マスクをつける前に手洗い、アルコール消毒

ウイルスがついた手でマスクをつけたら、ウイルスだらけのマスクを口にくっつけることになります。これでは、接触感染を起こす原因になります。マスクを装着する前に、必

正しいサイズのマスクを使う

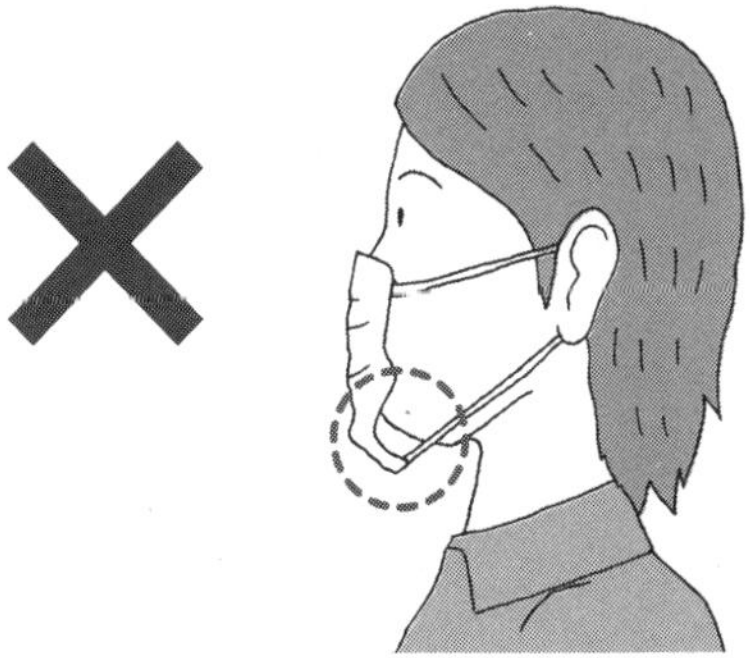

サイズの合わないマスクを使うとスキマができてしまう。顔の小さい女性や子どもは、小さいサイズのマスクを使うこと。

つけ外しはゴム紐《ひも》の部分を持って

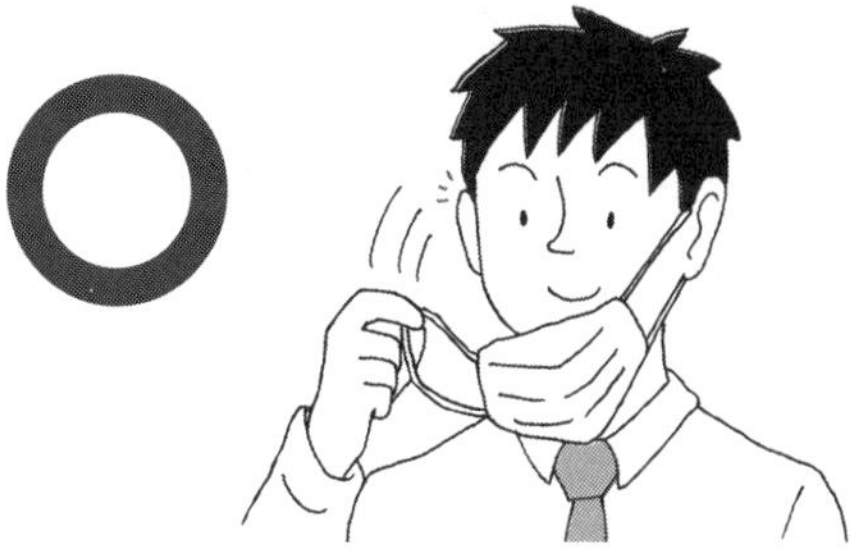

マスクのつけ外しはゴム紐の部分を持って行う。特に外すときにマスク表面部分を触ると指にウイルスがついてしまう。

ず手洗いもしくはアルコール消毒を。

③つけ外しはゴム紐《ひも》の部分を持って

マスクをつけるときは、必ずゴム紐の部分を持って行いましょう。耳にゴム紐をかけ、鼻からあごをしっかり覆い、反対側の耳にまたゴム紐をかけます。鼻の上部分は押さえつけてぴったりフィットさせましょう。使用中は絶対にマスク表面部分に触ってはいけません。飛んでくるウイルスを止めている「泥除け」のようなものですから、そこを手でベタベタ触ってしまったら意味がありません。特に気をつけたいのは外すとき。ゴム紐だけを持ってマスクを外し、その後は手洗いかアルコール消毒をします。

④「使い捨て」を徹底する

マスクは時間がたてばたつほどウイルスなどが付着して汚れていきます。ですから、「使い捨て」を徹底することが、風邪・インフル・コロナの予防には大切です。帰宅したら即ゴミ箱に捨て、同じ日に再び外出する場合は新しいマスクをつけましょう。

先ほど紹介した、エーザイの調査によれば、マスクを取り替える頻度は「1日1回」が最多だったものの、6人に1人は、「2日以上マスクを取り替えていない」と回答していました。翌日になると、ウイルスが残っているだけでなく、内側に細菌が繁殖しているかもしれないので注意が必要です。

⑤「不《ふ》織《しょく》布《ふ》マスク」を使う

よく知られているように、マスクの素材は「ウレタン」や「布」よりも、「**不織布**」のほうが性能が高く、小さな粒子をカットすることが分かっています。

一般的な不織布マスクは3層構造になっており、特に真ん中の層の素材には**帯電加工**がしてあり、静電気の作用によって小さな粒子を捕捉する機能があります。洗ってしまうと静電気で粒子を捕捉する機能が失われるので、不織布マスクは洗わずに使い捨てましょう。

２０２０年春には、不織布マスクの世界的な需要の高まりに製造が追いつかず、店頭から姿を消しました。そのため、多くの人が洗って繰り返し使えるウレタンマスクや、布マスクを使うようになりました。ところが、感染力の高いコロナ変異株が登場すると、ウレタンや布のマスクでは十分に感染が防げないことが分かり、不織布マスクが推奨されるようになったのです。

第5波では、自宅以外ではマスクを外したことがないのに感染してしまった、という患者さんがいましたが、よく話を聞いてみるとウレタンや布のマスクを使っていた方が多かったようです。

不織布マスクは、従来の白色や青色に加え、ピンクやブラウンなどの色のものも出回るようになってきました。おしゃれな不織布マスクでクリニックに来院される方も増え、素敵だなと思います。

また、**マスクを二重にする**と感染予防効果が上昇することは、米疾病予防管理センター（CDC）の実験でも明らかになっています（CDC MMWR 70(7);254-257）。二重に使うときは、必ず不織布マスクの上にウレタンや布のマスクをつけるようにしましょう。すると、不織布マスクが密着し、ウイルスが入り込むスキマがなくなるので、効果が上がるのです。

「マスクで予防」が日本の強みに

さて、新型コロナの第5波が収まり、今後ここまで大きな感染拡大の波は来ない可能性もあるとなると、みなさんは「マスクはいつまでしなければならないのか」ということが気になってくるかもしれません。

ワクチン接種が他国に先行したイギリスのうちイングランドでは、２０２1年7月に公

マスクを二重にするときは「不織布」を下に

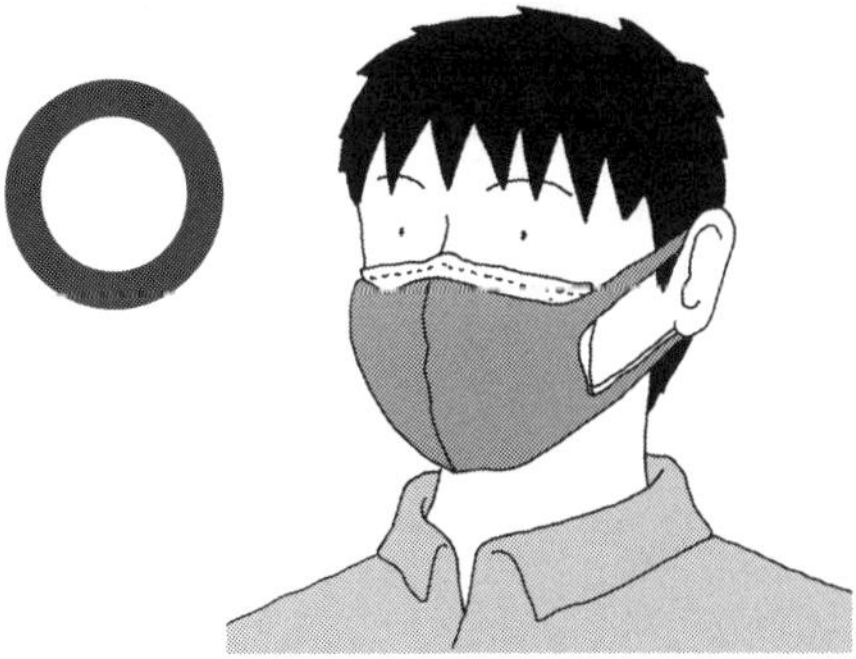

マスクを二重にするときは、不織布マスクを下に、ウレタンや布のマスクを上に装着すると効果が高い。

共の場でのマスク着用義務を含めた感染対策ルールを撤廃しました。感染者が増えたとしても、なるべく以前の生活に戻すことを優先したのです。

これにより、レストランやバーでもコロナ前のように食事や飲酒を楽しめるようになり、サッカーの試合では大観衆がマスクなしで大声を出して応援できるようになりました。

これを聞いて「うらやましい。日本でもすぐにそうしてほしい」と思う人もいるかもしれません。しかし、この感染対策ルール撤廃が表明された2021年7月5日の英国全土の新規感染者数は、2万7334人でした。これは、日本で新規感染者数が最も多かった8月20日の2万5868人よりもさらに多いのです。つまり、日本と英国では許容範囲が大きく異なるといえます。

私は、イングランドのように一気に感染対策ルールを撤廃するのは、日本では難しいのではないかと感じております。段階的に、様子を見ながら進められるでしょう。

特にマスクの着用は、感染予防の効果が大きいので続けられる可能性が高いと思われます。人混みや、混雑したお店の中、生徒や児童の多い教室などでは、今後もマスクが威力を発揮するでしょう。

また、冬にはもちろん、風邪やインフルエンザが流行しやすくなります。２０２０年の11月から２０２１年の２月ごろにかけては、どういうわけかインフルエンザがほとんど流行しませんでした。コロナ対策によってインフルエンザが封じ込められていたと考えられています。

しかし、２０２１年の12月から２０２２年の３月にかけては、再びインフルエンザが流行する可能性があります。というのも、前年に感染者数が少なかったため子どもを中心に集団免疫が形成されておらず、海外からインフルエンザウイルスが入ってくれば日本でも広まってしまうのではないか、と考えられているのです。

コロナ禍でせっかく正しいマスクの活用を身につけたのですから、風邪やインフルの予防にも活用しましょう。

体調管理は「手」から始まる

石けん手洗いでウイルスにサヨナラ

マスクと並んで、あるいはそれ以上に重要なのは、「手」の対策です。

ウイルスがついた手で食事をする、お菓子をつまむ……「そんなのは論外でしょう」と思っている健康意識が高い人でも、無意識のうちに鼻や口を指で触ったりしています。すると、そこからウイルスが侵入し、感染してしまうのです。実は、ウイルスがついた手で目のあたりを触ることでも、涙腺を経由して鼻に侵入することができるので、やはり気をつけなければなりません。

風邪・インフル・コロナを予防するためには、むやみに鼻や口、目などを触らないことが大切です。つまり、「**手で顔を触らない**」癖をつけるのです。もし、鼻や口のあたりを触りたくなったら、指で直接触るのではなく、ティッシュを持って触れるようにするといいでしょう。

もちろん、手指についたウイルスを物理的に洗い流す「**手洗い**」は予防の基本となります。サッと洗うだけでは十分ではありません。石けんを泡立てて、手のひら、手の甲、指の間、爪の先、手首を、30秒以上かけてしっかりと洗ってください。

風邪・インフル・コロナのウイルスは、石けんを使うことで洗い流す効果がさらに高まります。これらのウイルスは、外側が「**エンベロープ**」という脂質の膜で覆われているタイプだからです。脂質とは要するに油の仲間であり、油分を洗うには石けんなどの界面活性剤を使うとよい、というのは学校の理科の授業で習いましたね。

腕時計をしている場合は外し、女性など爪を伸ばしている人は、爪の間も忘れずに洗いましょう。

洗い終えたら、手をどう乾かすかも問題です。家庭では手拭きタオルを使うのが一般的ですが、最も衛生的なのは、「**ペーパータオル**」を使うことです。家族がそれぞれ帰宅して真っ先に手を洗い、同じタオルで手を拭いてしまったらどうなるでしょう。タオル経由で感染が起きる恐れがあります。

私は、家でも一年中、使い捨てのペーパータオルを使用しています。もし、ペーパータオルを使うのが難しいのであれば、せめて個人ごとに違うタオルを使うことをお勧めします。

手洗いは、手の甲、指の間、爪の先から手首まで

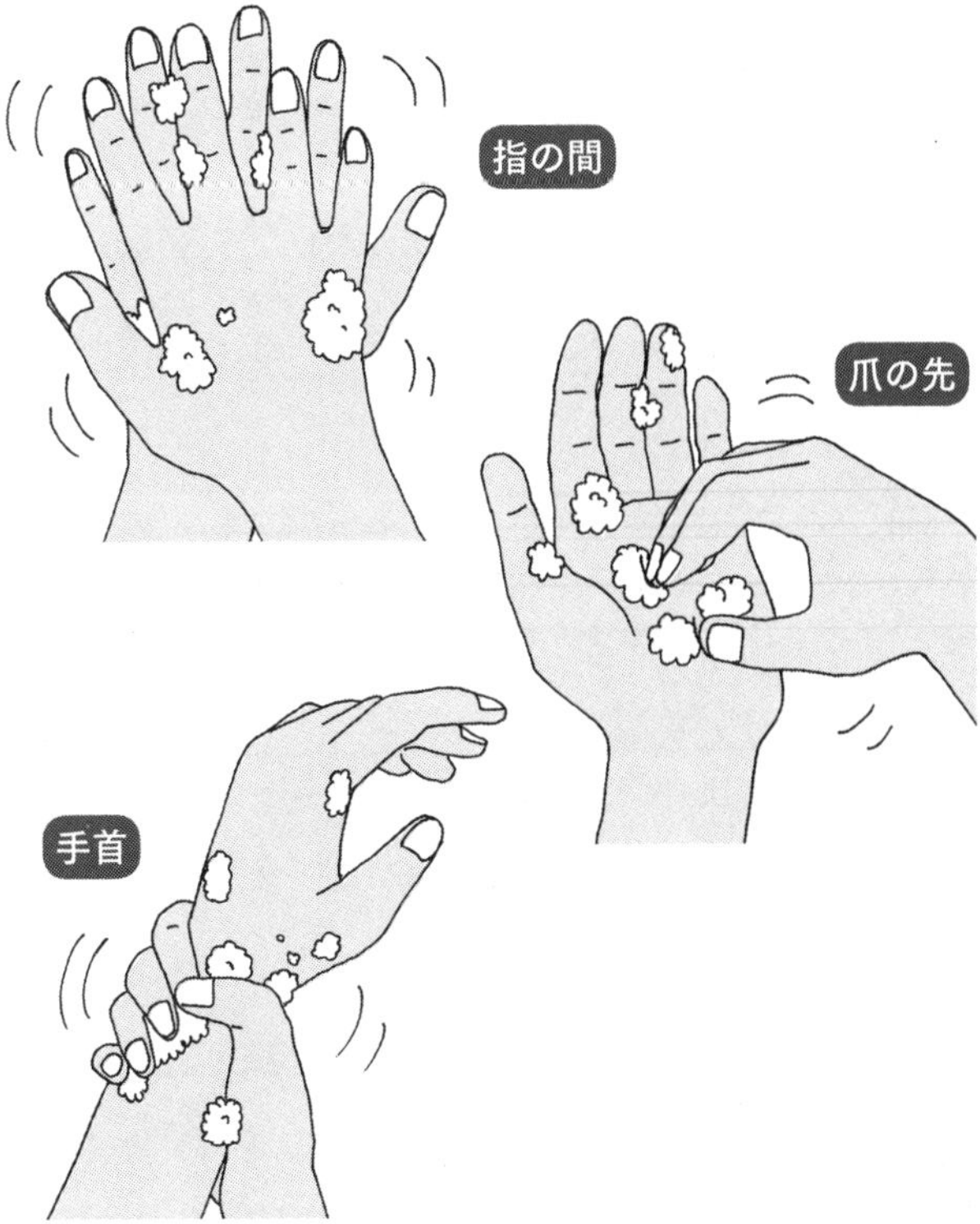

手洗いでは、石けんを泡立てて、手のひら、手の甲、指の間、爪の先、手首を、30秒以上かけてしっかりと洗う。

外出先や会社、学校などではどうでしょうか。ハンカチで手を拭くという方は多いかもしれません。ですが、ハンカチを1日に何度も使うと、ウイルスまみれになってしまうでしょう。それよりも、使い捨てのペーパータオルのほうがはるかに予防に役立ちます。

この本を読んでいる会社の経営者の方は、オフィスのトイレにペーパータオルを導入することが、従業員の健康に寄与することを知っておいてください。風が出て手を乾かす「ハンドドライヤー」もありますが、ペーパータオルのほうがやはり衛生的です。

また、外出先などのトイレにペーパータオルがない場合は、ポケットティッシュで手を拭いて、使い終わったらすぐ捨てるのでもいいでしょう。

アルコール消毒はなぜ効く？

風邪・インフル・コロナのウイルスに対しては、**アルコール消毒**も有効です。ウイルスの外側を覆っているエンベロープが、アルコール（エタノール）によって破壊されるので、ウイルスが不活化されます。すでにやっているとは思いますが、オフィスやお店などに入るときは、置いてあるアルコール消毒液を手にとり、よくもみ込んで消毒をしましょう。

アルコール消毒は、自宅でも活用することをお勧めします。帰宅したら玄関先でまず手を消毒。そして、家の中でドアノブや手すり、電気のスイッチ、リモコンなど、人が多く触るところを1日に1度は消毒すれば、家庭内での2次感染を防ぐことができます。

ちなみに、ウイルスにはノロウイルスやロタウイルスのように、エンベロープがないものもあり、これらはアルコールでは消毒できません。家庭内でノロやロタの感染者が出たら、塩素系漂白剤を薄めたもので消毒する必要があるので、覚えておいてください。

金属、プラスチック、マスクの表面でウイルスは長生き

手を洗ったり消毒したりするのは、もちろん「接触感染」を防ぐためです。手の指にウイルスがついた状態で、自分の鼻や口などに触れてしまうと感染してしまいます。新型コロナでは、飛沫感染やエアロゾル感染のケースが割合としては多いと考えられますが、接触感染も少なくありません。

となると気になるのは、街中にあるさまざまなものの表面についたウイルスは、いったいどれぐらい長い時間、感染力をキープしたまま存在するか、ということです。

新型コロナウイルスについて香港大学の研究者が行った実験があります（Chin AWH, et al. Lancet Microbe. published online April 2, 2020.）。それによると、サージカルマ

新型コロナウイルスが表面で感染力を維持する時間

		30分後	3時間後	6時間後	1日後	2日後	4日後	7日後
コピー用紙		＋	－	－	－	－	－	－
ティッシュペーパー		＋	－	－	－	－	－	－
木		＋	＋	＋	＋*	－	－	－
布		＋	＋	＋	＋*	－	－	－
ガラス		＋	＋	＋	＋	＋	－	－
紙幣		＋	＋	＋	＋	＋	－	－
ステンレス		＋	＋	＋	＋	＋	＋	－
プラスチック		＋	＋	＋	＋	＋	＋	－
サージカルマスク	内側	＋	＋	＋	＋	＋	＋	－
	外側	＋	＋	＋	＋	＋	＋	＋

－：感染性なし　＋：感染性あり
＋*：同じ条件で実験した3標本のうち1本のみ検出可能だった
出典：Chin AWH, et al. Lancet Microbe. published online April 2, 2020.

スク（医療の現場で使われる不織布マスク）の外側では7日後まで、内側では4日後まで感染力のあるウイルスが検出されたそうです。

実験結果をまとめた表を見ると、コピー用紙やティッシュペーパーの上ではウイルスは長く感染力を維持できないことが分かります。一方、ステンレスやプラスチックなど、表がつるつるしているものの上では、ウイルスの感染力が比較的長く保たれているのです。

この結果から言えることは、街中では、ドアノブや電車のつり革、エレベーターのボタンなどに生きたウイルスがついている可能性が高いということです。自分で消毒して回るわけにもいきませんので、

指先にウイルスをつけない工夫

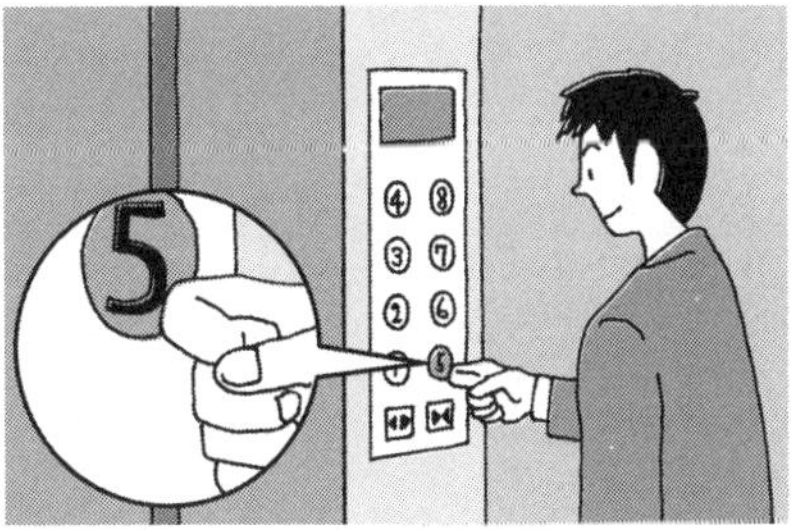

指先にウイルスをつけないよう、指を曲げて
第二関節でボタンの端のほうを押す

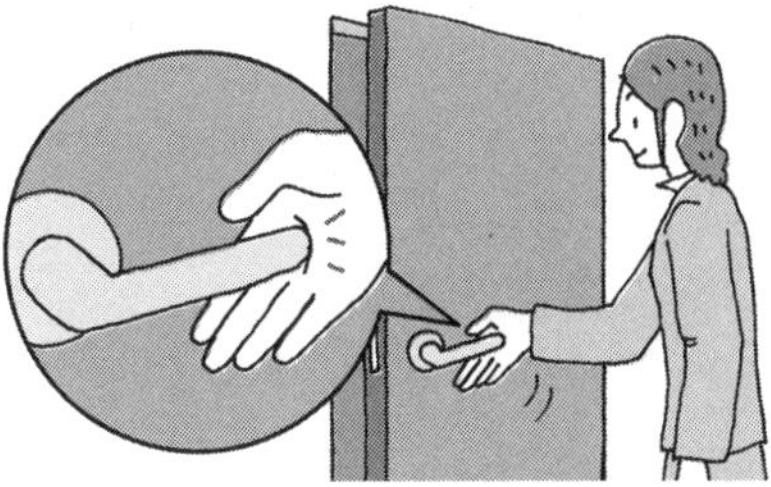

ドアノブを回すときは、手のひらや肘を使って

指先でなるべく触らないようにすることが大切です。

接触感染は、指先にウイルスをつけた状態で自分の口や鼻などに触れてしまうことで起きます。ですから、ドアノブは手のひらで回す、エレベーターのボタンは指の第二関節で、しかも真ん中ではなく端のほうを押すなどの工夫をするだけでも、感染のリスクを減らせます。もちろん、外出後はきちんと手を洗いましょう。

買い物はキャッシュレス、サインはマイペンで

また、金属やプラスチックと同様に紙幣の表面でもウイルスが長く感染力を保ったまま生き残っています。すると気になるのは買い物に使う紙幣や硬貨です。銅の表面ではウイルス生存期間が短いという報告もありますが、スーパーやコンビニで受け取るお釣りの10円玉や100円玉や紙幣は、不特定多数の人が触れた可能性があるものです。硬貨や紙幣を介しての接触感染を防ぐためには、キャッシュレスで買い物をすることをお勧めします。最近は多くのお店でキャッシュレス決済に対応しているので活用しましょう。

また、銀行や役所などに置いてあるボールペンも、表面がプラスチックや金属で、かつ不特定多数の人が使う可能性があるものです。少し神経質な気もしますが、感染の確率を

少しでも下げるためには、「マイペン」を持ち歩いて利用するといいでしょう。同様に、自宅に宅配便を頼んだときに、配達員の方にサインを求められることがありますが、そのときも配達員にペンを借りるのではなく、自前のペンを使うことをお勧めします。

さらに、普段身につけているものとしては、眼鏡があります。ガラスや金属でできている眼鏡の表面では、ウイルスが感染力を保ったまま残っている可能性がありますので、帰宅したら眼鏡も流水で洗ってしまうといいでしょう。

ワクチンは「打てるものは打つ」

ワクチンは、ウィズ・コロナ時代の「前提」

日本では、新型コロナウイルスのワクチンの2回接種を完了した人が、9000万人を超えています（2021年11月現在）。人口に対する接種率は70％を超えており、これが感染拡大の抑制に大きく貢献していることは間違いありません。

本書を手に取ってくださったみなさんも、その半数以上がワクチン接種を完了していることと思われます。

これだけ感染予防と重症化予防に対して大きな効果のあるワクチンなのですから、打たない手はありません。すでに述べたように、ファイザー社やモデルナ社のコロナワクチンの有効性は95％程度もあります。一方、インフルエンザワクチンの有効性は、6割程度です。いかに新しく開発されたコロナワクチンが優秀であるかが分かるでしょう。

もし、まだコロナワクチンを接種できていないという方や、まだ接種を検討しているという方がいらっしゃったら、ぜひ打つことをお勧めします。

ワクチン接種をためらってしまう理由の一つに、「**自分はアレルギー体質だから**」というものがあります。しかし問題は、「何に対するアレルギーか」ということです。

新しく新型コロナのために開発されたm（メッセンジャー）RNAワクチンには、「**ポリエチレングリコール**」が含まれています。米国の疾病予防管理センター（CDC）は、このポリエチレングリコールに対して重いアレルギー反応を起こしたことがある方は、mRNAワクチンの接種を推奨していません。

しかし、ポリエチレングリコールにアレルギーがある方というのは非常にまれです。ポリエチレングリコールは、大腸内視鏡の検査前に使用する下剤をはじめ、いくつかの医薬品に添加剤として含まれています。

ポリエチレングリコールにアレルギーがなければ、ほかのワクチンや食べ物に対してアレルギーがある方でも、コロナワクチンを打つことができます。気管支喘息、アトピー性皮膚炎、アレルギー性鼻炎や花粉症などでも大丈夫です。

私のクリニックには、喘息などのアレルギー性の持病がある方がたくさん通院されています。そんな患者さんの中には、「アレルギー体質なのですが心配です」とおっしゃる方もいます。しかし、私がワクチンの仕組みについて説明すると、みなさん納得して接種してくださいました。そして、実際に問題が起きた方はいませんでした。

過去に薬や食品でアナフィラキシーなど重いアレルギー反応を起こしたことがある方は、接種会場で通常より長い30分間にわたって待機することになっています。万に一つ問題が起きても、医師が対処できるようになっているのです。

ちなみに、仮にポリエチレングリコールに対してアレルギーがある方でも、ｍＲＮＡワクチンではないアストラゼネカ社製のワクチンであれば、接種することが可能です。アストラゼネカ社のワクチンは、有効性が70％程度だといわれています。

さらに、２０２２年には、ノババックス社製の組み換えたんぱくワクチン、塩野義製薬をはじめとする国産ワクチンも登場する予定です。新型コロナワクチンを広く選べる時代が来るかもしれません。

ｍＲＮＡワクチンには30年の開発の歴史があった

リスクよりもベネフィットが大きいのだから、ワクチンはぜひ打っていただきたいですし、これこそがウィズ・コロナ時代における体調管理の「前提」になっていると私は考えます。

「いくら有効だといっても、こんなに短期間で急いで開発されたものは心配だ」という声も聞きます。確かに、新型コロナワクチンは大急ぎで作られたような印象があるかもしれません。私も、ここまで短期間に効果の高いものが登場したことに、正直驚きました。

mRNAワクチンには、実は30年の開発の歴史があります。突然現れたような印象があるかもしれませんが、それなりに時間をかけて完成したものなのです。

しかし、新型コロナウイルス感染症が世界的に流行してから、ワクチンが実戦投入されるまでの期間は非常に短かった。通常でしたら、動物実験や臨床試験などでもっと時間をかけたであろうものが、グッと期間を圧縮して、大急ぎで実用化されたというわけです。

不安になる気持ちも分かりますが、世界中でその効果が示されているのですから、活用したほうが自分のため、また身近な方のためになると考えられます。

日本ではこれまでに1７０万人以上が新型コロナに感染していますが、ワクチンのおかげで感染が回避できた人は**65万人**に上ると試算されています。実に4割ですから、これは非常に大きな数です。

「副反応が出るのが怖い」とおっしゃる方もいますが、それよりも新型コロナにかかったときのほうが怖いわけですから、ぜひ打ってください。副反応は、特に2回目の接種後に38℃を超える発熱を認める方が多いといわれています。しかし、解熱剤を適切に活用すれば、この副反応もそれほど怖くありません。

また、現在、ファイザー社やモデルナ社のワクチンは、12歳以上の方が接種することになっています。しかし、それより若いお子さんについても、今後接種が行われるでしょう。すでに臨床試験では、ファイザー社のワクチンは12歳未満では3分の1の量で効果があると実証されています。

子どもに対してワクチン接種が進めば、小学校や幼稚園、保育園でのクラスター感染が防げるので、社会における感染拡大のリスクはさらに低くなるでしょう。

「3回目」の接種で免疫をブースト

新型コロナワクチンは、これから「**3回目**」の接種が始まろうとしています。

すでにお話ししたように、新型コロナワクチンは2回目の接種が完了してから数カ月たつと、その効果が落ちてきます。ですから、重症化リスクの高い高齢者の方などから3回目の接種を行う予定なのです。

数カ月で効果が落ちてくると聞いて不安に思う方もいらっしゃるでしょう。「早く自分も3回目を打ちたい」と焦るかもしれません。

確かに、ワクチン接種によって作られる「中和抗体」の量が、接種後、数カ月で数十％になるという研究報告もあります。しかし、だからといって新型コロナの感染予防がまったくできなくなるわけではありません。中和抗体が減少しても、免疫細胞が活性化して異物を排除する「細胞性免疫」は残っているわけですし、発症や重症化を防ぐ効果は一定程度は残っていると考えられるのです。

いずれにせよ、3回目の接種を行えば、免疫を再び高められるので（これを「ブースト」と呼びます）、自分が3回目の接種を行う段階になったら速やかに打っておくことをお勧めします。

ワクチンについては「**打てるものは打っておく**」というのが、ウィズ・コロナ時代の体調管理の鉄則なのです。

コロナ以外のワクチンのメリットも享受しよう

「打てるものは打っておく」というのは、コロナワクチンだけに限りません。ほかのワクチンについても、その有効性に目を向け、積極的に活用していただきたいというのが、私たち呼吸器内科医の願いです。

インフルエンザワクチンについても、流行シーズン前にきちんと打っておきましょう。これまで、打ったり打たなかったりだった、という方も、今後は毎年接種することをお勧めします。

インフルエンザは、一度かかると重い症状が出て、感染力が強いため家族や同僚にもうつしてしまいます。ワクチンを打てば100％確実にインフルエンザが防げるわけではありませんが、仮にかかってしまった場合でも、症状が軽くて済みます。

インフルエンザウイルスは変異型が多いため、「この冬に流行するのはこのタイプだろう」と予想されて作られます。毎年、「ワクチンが不足」というニュースが流れますが、流行期である1〜3月に入る前、12月までには十分に供給されます。

ワクチンを接種して、抗体の効果が現れるまでに、約2週間かかり、また、獲得した防御免疫の効果は、その後4〜5カ月続くと考えられています。ですから、11〜12月に打てば、流行の時期をカバーできるでしょう。もちろん、このタイミングを過ぎたとしても、打ったほうが有益であることは間違いありません。

なお、12歳以下は十分な免疫を獲得するために、2回接種することになっています。

ちなみに、私は数年前から、クリニックの近くにある飲食店から頼まれて、そこのスタッフ100人分のワクチンを持っていき、接種をしております。この飲食店では、スタッフがインフルエンザをうつし合って営業ができない事態に陥ったこともあったそうですが、スタッフ全員がワクチン接種してからは、飲食店内での大流行はなくなり、営業に支障をきたさなくなったそうです。

インフルエンザのワクチン接種は、オフィス単位、家庭単位で、ぜひ検討していただけたらと思います。

「打てるものは打っておく」という意識を持っていただきたいワクチンはほかにもあります。ここで例を挙げるとするならば「**肺炎球菌ワクチン**」があります。肺炎球菌は、コロナ禍以前だと肺炎全体の３割程度の原因となっていた細菌です。高齢者に対して肺炎球菌ワクチンの接種が推奨され、２０１４年より自治体から助成が出るようになっていました。

実は、高齢者が亡くなる原因として、肺炎球菌による肺炎は非常に多く、ワクチンを接種しておけば仮にかかったとしても重症化を防げるため、ぜひ打っておきたいワクチンなのです。

肺炎球菌ワクチンには2種類あり、「23価肺炎球菌ワクチン」は高齢者への適応ですが、「13価肺炎球菌ワクチン」は非高齢者でも接種可能です。私も２０２０年に13価肺炎球菌ワクチンを接種いたしました。

最近、患者さんからよく質問をいただくのが「**帯状疱疹ワクチン**」です。帯状疱疹は子どもの頃にかかる水ぼうそうと同じウイルスが原因で、神経に沿って水ぶくれや発疹ができ、胸部や腹部の皮膚だけでなく、顔や頭にも現れることがあります。

帯状疱疹にかかってしまうと数日間の痛みがつらいだけでなく、神経痛が残ってしまうこともあります。疲労や加齢などによる免疫力の低下で発症し、50代から発症率が上昇し、80歳までには日本人の3人に1人が帯状疱疹を発症するという報告もあります。ですので、50歳以上で帯状疱疹の予防接種を検討していただいてもよろしいかと考えます。

風邪は「ひきはじめ」が一番肝心

ひきはじめこそ、軽い運動で免疫アップ！

どんなに予防していても、風邪をひいてしまうことがあります。それは仕方がないことです。

風邪をひいたときは、水分と栄養をとって、温かくして体を休めていれば、3〜7日で自然と治ります。特段、薬などで治療を行う必要はありません。そのため、「風邪は何もしなくても治る」と言われたりするのですが、実は体の中では、白血球などが頑張って、免疫の力によって病原体を退治しているのです。

風邪は、とにかく**ひきはじめ**が肝心です。

風邪のひきはじめには、少し喉が痛い、寒気がする、体がだるい、といった自覚症状があります。そんなとき、みなさんはどうしますか？「まだまだ大丈夫」と思って、いつも通り仕事をするという人が多いかもしれませんが、それでは体調を悪化させるリスクが高く、体調管理としてはあまりお勧めできません。

私の場合は、「風邪かな？」と思ったら、すでに第1章でも触れたように、軽く運動します。その理由は、免疫力をアップさせるためです。

軽い運動によって、免疫のために働くNK細胞の活性化が促され、さまざまな免疫マーカーも良くなることがわかっています（Discov Med. 2015;19:433-45.）（Biomed Res Int.2014;2014:498961）。

軽い運動として手軽に行えるものとしては、**15分くらいのウォーキングやジョギング**などが挙げられます。ウォーキングの場合は、とぼとぼと散歩感覚で歩くのではなく、腕を振って早歩きをしましょう。

なお、体に負担がかかるような重い運動をすると、かえって免疫力が落ちてしまうのでNGです。また、すでに風邪の症状が強く出ている段階になったら、短時間の運動でも控え、安静にすべきです。

アメリカ人は「ジョギングとサウナ」

私の東京医科歯科大学時代の上司であり、同大学の前学長でもある吉澤靖之先生は、

「米国留学中に職場で上気道炎患者が出るとアメリカ人がみなさんジョギングしてサウナに入っていたのを思い出した」と書いています（『日本胸部臨床』75巻9号2016年9月）。欧米の医療関係者の間では、「風邪のひきはじめには軽い運動」というのが常識なのかもしれません。

そして、「サウナに入る」というのもポイントでしょう。というのも、体を温める効果が期待できるからです。例えば、ライノウイルスは、33℃だと活性化しますが、37℃以上だと働きが抑えられます。外気に接する鼻の表面は、通常、33℃程度ですから、サウナに入って温めることには意味があります。私の留学したミシガン大学の友人も、風邪をひいたらサウナと話していました。

日本の家庭にはサウナはありませんが、もちろん、お風呂でもいいですよね。体を温めて、湯冷めしないうちに寝るといいでしょう。

風邪ウイルスを殺す薬はない！

風邪は、特に何の治療もしなくても自然と治ります。こう言うと、「風邪に薬は効かないの？」と驚く人が必ず出てきます。

結論から言うと、風邪のウイルスを殺すような薬はありません。ただし、薬によって症状を抑えること、つまり対症療法として治療することは可能です。

風邪でつらいのは、みなさまよくご存じのように、**「鼻水、鼻づまり、咳、痰、喉の痛み、発熱」**などの症状です。これらは、免疫がウイルスと戦っているプロセスで起きていることなので、体のことだけを考えれば、我慢して受け入れたほうがいいのです。

しかし、私たちには社会生活もあります。「どうしても休めないから、とりあえず熱を下げたい」ということもしばしばでしょう。

もちろん、風邪をひいたときは、とにかく休養することが一番なのですが、大切な仕事があるときは、咳や鼻水、熱などの症状のうち、最もつらい症状を一時的に抑えるという薬の使い方なら、問題ないと考えています。

しかし、すでに述べたように、解熱剤や咳止めなどを何度も繰り返し使って仕事を続けるのは、体への負担が大きくなりすぎるので、やめたほうがいいでしょう。

薬には、病院やクリニックで医師に処方してもらうものの他に、ドラッグストアなどで売られている市販薬があります。

市販薬の風邪薬とは、いったいどんなものでしょうか。

一般に売られている市販薬は、**「総合感冒《かんぼう》薬」**と呼ばれ、鼻水や咳、喉の痛み、熱などのさまざまな症状を抑えることを目的としています。

総合感冒薬に配合されているのは、熱を下げて喉などの痛みをとる解熱鎮痛薬や、咳を鎮め痰を切る薬、アレルギーを抑える抗ヒスタミン薬、副作用である眠気を抑えるカフェインなどです。

こうした成分は、医師に処方してもらう薬よりも市販薬のほうが少なめに含まれています。ですから、どうしても症状を抑えて仕事に行きたいというときは、受診して薬を出してもらったほうがいいでしょう。

その際には、鼻水や咳、喉の痛み、熱などの症状のうち、自分が一番つらいものは何かを医師に伝え、それを重点的に抑える薬を出してもらうことが大切です。というのも、あらゆる症状を抑えようとすると、副作用が強く出てしまうからです。

解熱剤のメリット、デメリット

薬を飲む理由としてよくあるのが「熱を下げたい」というものです。熱があると仕事のパフォーマンスが急激に落ち、出社できないこともしばしば。そのため、解熱剤のメリットとデメリットについては、よく知っておきましょう。

熱が出ると、体は酸素やエネルギーを大量に使うので、消耗が激しくなり、心肺機能もくたびれてしまいます。体温が1℃上がると、酸素消費量は13％も上昇するのです。ですから、解熱剤を使うメリットとしては、**循環器や代謝への負担が減る**ことが挙げられます。

そして、もう一つのメリットは、**不快感が和らぐ**ことです。熱が上がると、頭が痛くなったり、関節や筋肉が痛みだします。解熱剤によって、こうした症状が抑えられるのです。

これについては、「エビデンスに基づく治療」を提唱する英国のアーチボルド・コクランらによって創設され、世界130カ国で展開されている「コクランレビュー」でも、「解熱剤によって風邪自体が治癒することはないが、鎮痛作用があるために頭痛、耳痛、筋肉や関節の痛みが和らぐ」と評価されています。

一方、デメリットは何でしょうか。すでに述べたように、発熱によって免疫が活性化するのに対し、解熱剤を使って熱を下げるということは、体がウイルスを排除しようとする働きにブレーキをかけてしまうことになります。京都大学の研究では、解熱剤を使ったグループと使わなかったグループで比較したところ、解熱剤を使ったグループのほうが、発症後3日目までの重い症状はいくらか少なく、（ベッドで安静にするなど）日常生活に制限があった期間が短くなりました。ところが、解熱剤を使わなかったグループは、4日目以降になると、軽い症状も含めた感症者の割合が少なく、すべての症状が消えるまでの期間は8・4日となり、解熱剤を使ったグループの8・9日よりも半日短くなったのです（Intern Med. 2007;46(15):1179-86.）。

体温が41℃を超えてしまう場合は、逆に免疫の働きが悪くなるので、高熱には解熱剤を用いるのが免疫の観点からもよさそうです。ただし、そこまで高熱を生じる原因として、インフルエンザや新型コロナ、細菌性肺炎や化膿性扁桃腺炎、腎盂《じんう》腎炎などの病気を見落とすことがないように、医療機関を受診して医師に相談してから解熱剤を使用することをお勧めします。

他のデメリットとしては、解熱剤には消化器官の粘膜に悪影響をもたらしたり、血液が固まりにくくなったり、血圧が低下したりする副作用があることが知られています。すべての薬に副作用がありますが、心配な方は医師に相談するといいでしょう。

咳止めはどのタイミングで飲む？

風邪にかかってすぐの咳では、ウイルスと戦った自然免疫の死骸などが含まれた痰が排出されます。これは体に必要なことなので、風邪をひいてすぐに咳止めを飲むのは、お勧めできません。咳止めでなく、**去痰薬**（痰を切る薬）などで痰を出させ、咳の軽減を図るべきです。痰を伴う湿った咳が治まった後に、乾いた咳が続く場合は、咳止め薬を検討しましょう。

また、夜に咳が出てどうしても眠れない場合も、咳止めを飲んだほうがいいかもしれません。咳のせいで眠れないと、体力も消耗して体調はどんどん悪くなります。胸骨（胸の前面中央で、肋骨をつないでいる骨）が痛むこともありますから、医師に相談してください。

実は、咳のメカニズムというのは非常に複雑で、完全には解明されていません。また、咳止め薬の中には中枢神経に作用する麻薬性を持つものもあり、乱用につながる危険性が指摘されています。咳がつらい場合は、医療機関を受診していただきたいと思います。

もし、風邪が治っても咳が続くときは、別の呼吸器系の病気が隠れている可能性があるので注意が必要です。咳が３週間以上続く場合、咳喘息、副鼻腔炎、逆流性食道炎、結核、肺がんなどが疑われます。そのようなときは検査および治療が必要ですので、ぜひ受診してください。

インフルエンザの常識をアップデート

インフルエンザは夏でもかかる？

インフルエンザはダメージが大きい割に、流行期が過ぎるとその存在を忘れてしまいがち。でも、かかれば仕事に悪影響を及ぼしますから、インフルエンザ対策は確実にしておかなければなりません。

「インフルエンザは冬に流行するもの」というイメージがあると思います。確かにそれは間違ってはいないのですが、夏にインフルエンザにかからないかというと、そうではありません。

国立感染症研究所によれば、インフルエンザの流行は、温帯地域より緯度が高い国々では冬の寒い時期に起こり、北半球では1～2月ごろ、南半球では7～8月ごろがピークとなっています。

しかし、亜熱帯地域に位置する沖縄では、1～2月だけでなく、**夏にもインフルエンザ**

が流行することが知られていました。実際、沖縄県は2019年8月にインフルエンザ流行注意報を発令しています。しかもこの年、厚生労働省は9月27日に沖縄や九州を中心に、東京都など10都県でインフルエンザの患者数が流行入りの目安を超えたと発表したのです。これは、例年よりも2カ月程度早いといえます。

仮説としては、地球温暖化による気候変動で、日本も「冬だけインフルエンザが流行する」という国ではなくなってきている可能性があります。また、海外からの渡航者の増加で、南半球や亜熱帯地方の流行地域からインフルエンザウイルスが持ち込まれている可能性もあります。インフルエンザウイルスは1年365日、人間を介して世界中を移動しているのです。

いずれにせよ、「インフルエンザは冬以外、大丈夫」と思わないほうがいいかもしれません。

部屋の湿度を上げてインフルエンザ予防

インフルエンザの予防には、「部屋を暖かくして、加湿器をつけて湿度を上げる」のがいいと言われています。これは、インフルエンザウイルスの生存率のデータからも明らか

インフルエンザウイルスの６時間後生存率と湿度・温度

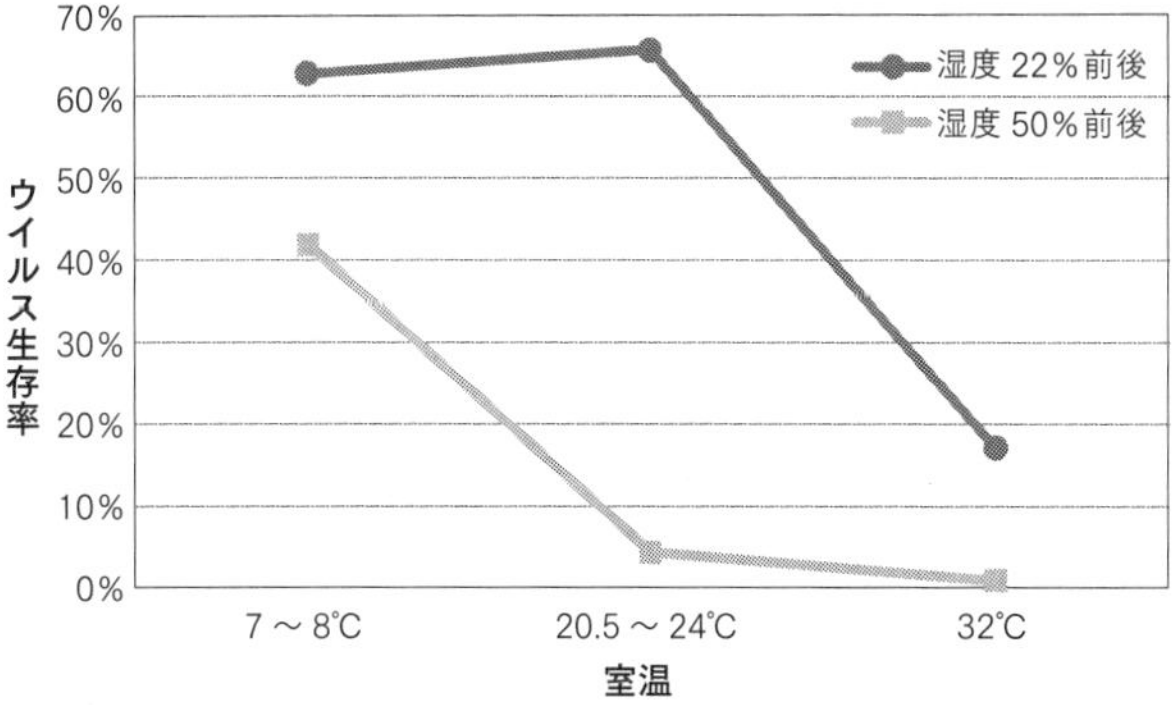

インフルエンザウイルスの6時間後生存率を調べると、室温を上げるだけではダメで、湿度も50％程度に上げなければウイルスは減少しないことがわかる。

出典：J Hyg Camb. 1961;59:479-486.より改変

です。

さまざまな温度・湿度の条件下でインフルエンザウイルスの生存率を調べたところ、上のグラフのような結果になりました。温度が20・5～24℃、湿度が50％前後の場合、6時間後のウイルス生存率は4・2％に抑えられました。一方で、湿度が50％前後でも、温度が7～8℃しかないと、6時間後のウイルス生存率は42％にも上ったのです（J Hyg Camb.1961; 59:479-486.）。

つまり、冬にはきちんと暖房をつけて室温を22℃程度にし、湿度も50～60％を目標に、加湿器や濡れタオルなどを使うといいということです。

また、ウイルスなどの異物を外に排出する役割のある気道の線毛は、寒さと乾燥に弱いため、屋内では暖房と加湿器を利用するとともに、外出時にはマフラーやマスクを活用することが大切です。

ところで、インフルエンザウイルスの生存率についての研究結果を見ると、なぜ気温も湿度も高い夏の沖縄でインフルエンザが流行するのか、という疑問が残ります。

別の研究では、インフルエンザウイルスの感染力を、7段階の湿度（23%、33%、43%、55%、75%、85%、98%）で調べたところ、ウイルス活性は湿度が高くても弱まらなかったという結果になったそうです（J Infect Dis. 2018;218(5):739-747.）。つまり、湿度が高くても感染力は変わらないので、小学校や保育園のように接触感染が多くなる場所を通じて、インフルエンザの感染が増えていくと考えられます。

インフルエンザ治療薬は何を選ぶべき？

インフルエンザも、風邪と同様、何も薬を飲まなくても1週間程度で自然に治癒するものです。欧米では、基礎疾患のある患者さんには**抗インフルエンザ薬**で治療を検討しますが、健常者には抗インフルエンザ薬を使用しないで自然治癒を待つことが多いようです。

ただし、インフルエンザは、風邪よりも症状が重く、体の消耗が激しく、脳炎や肺炎になるリスクも高くなります。ですから、インフルエンザに感染していることがわかったら、日本ではすぐに抗インフルエンザ薬で治療することがほとんどです。

それでは、インフルエンザの治療薬にはどのような種類があるでしょうか。２０１６〜２０１７年に処方された薬の推計では、47％が「**イナビル**」、31％が「**タミフル**」でした。イナビルは口から吸入するタイプで、１回でＯＫです。一方、タミフルは飲み薬ですが、1日2回×5日にわたって飲み続ける必要があります。

２０１８年には、「**ゾフルーザ**」という、１回飲めばＯＫな飲み薬が登場しました。ゾフルーザが新しかったのは、細胞の中でインフルエンザウイルスが増殖するのを抑える効果があったことです。それまでのイナビルやタミフルは、細胞の中での増殖は抑えることができず、ウイルスが細胞から出て拡散するのを抑えるものでした。

そのため、ゾフルーザのほうが早くウイルスの排出を抑えることができるというメリットがあったのですが……。しかし、２０１９年の春になって、ゾフルーザを使用した場合に、変異型のウイルスが生まれるという報告が相次ぎました。薬の効きにくい耐性変異ウイルスの発生率が高いという理由から、10月には日本感染症学会は、12歳未満の子どもには使用を慎重に検討すべきだ、という提言をまとめました。一方、２０２０年以降の耐性変異ウイルスの発生率は改善が見られ、今後は安全に使用できる可能性も高くなると考えられます。

いずれにせよ、インフルエンザ治療薬については、メリットとデメリットを医師とよく相談して決めるのがよろしいと考えます。

ひと冬に2回かかることも

インフルエンザには多くの型があります。大きく分けると、A型とB型があり、同じA型の中にも、「AH3（香港型）」や「AH1」といったバリエーションがあります。さまざまな種類があるために、不幸にしてひと冬に2回、あるいは3回も、インフルエンザにかかることがあるのです。

A型の特徴は、38℃を超える発熱や、ものを飲み込むのもつらいほどの喉の痛み、関節痛や筋肉痛、そして、肺炎や脳炎などの合併症が挙げられます。つまり、インフルエンザのイメージといえば、主にこのA型なのです。

なお、「鳥インフルエンザ」「豚インフルエンザ」が変異して人間にもうつるようになったインフルエンザも、A型に含まれます。

一方、B型は、そこまで高い熱は出ないイメージがあるかもしれませんが、38℃を超える高熱になることも少なくありません。ただ、65歳以上の高齢者では、60％が38℃以下、20％が37・5℃以下という報告もあり、微熱でもインフルエンザの可能性がありますので気をつけなければなりません。

また、インフルエンザでも新型コロナでも、下痢やお腹の痛みの症状が出る人が一定の頻度でいます。そのため、高熱が出なくてお腹の症状が出ている人は、自分がインフルエンザや新型コロナだと思わず、受診せずに、人にうつしてしまう恐れがあるのです。

このように怖いインフルエンザですが、ワクチンを接種し、予防に気をつければ、かからずにシーズンを終えることも可能です。

インフルエンザの予防といっても、風邪と同様に、ウイルスが体の中に入らないよう、手洗いする、あるいは、ウイルスがいそうな手すりやドアノブに気をつけるといった基本的なことに加え、感染を許さないために体調を整えることが大切です。そのためには、食事や睡眠といった生活習慣がカギを握ります。次章以降では、その生活習慣について解説しましょう。

風邪を早く治す食べ物・飲み物はあるか？

風邪をひいたとき、どんなものを食べればいいのでしょうか？

熱を下げるために汗をかいたりするので、脱水状態にならないよう、水分をしっかりとることに加え、エネルギーになるものをとらなければなりません。胃腸に負担がかからないよう、うどんなど消化の良い食べ物が勧められるのはそのためです。

日本では、古くから「風邪をひいたら玉子酒」と言われています。玉子酒は、溶き卵に砂糖を混ぜ、温めた日本酒を少しずつ加えながらよく混ぜれば完成です。いかにも風邪に効きそうですが、残念ながら玉子酒の効果を検証した論文はないようです。

同じ民間療法なら、米国では「チキンスープ」が定番です。東京医科歯科大学前学長の吉澤靖之先生は、１９７０年代後半に米国留学したときに、風邪やインフルエンザが流行するとチキンスープを勧められたそうです。

チキンスープについては論文があります。それによると、チキンスープ以外に、比較のために水、お湯を飲んだ人について、鼻粘膜の線毛の移動速度を調べたところ、チキンスープを飲んだときが一番活発になることがわかりました（Chest. 1978;74(4):408-10.）。

次に、チキンスープの中の何がどのように作用したのかについて検討した論文では、鶏むね肉に含まれるカルノシン、アンセリンなどが好中球の働きを高めてウイルスへの抵抗を強めるとしています（Curr Clin Pharmacol. 2014 May;9(2):93-115.）。

また、ネブラスカ大学ではチキンスープと白血球（好中球）の免疫に関して報告しています（Chest. 2000; 118:1150-7)。

チキンスープはユダヤ人の間では「ユダヤのペニシリン」と言われているそうです。鶏むね肉を使った温かい汁物であれば、和風の料理でもいいと思います。

第3章

絶対に休めない医師がやっている生活習慣

大公開！　絶対に休めない医師の24時間

体調を崩さないための〝基礎体力〟をつけよう

ここまで、かなりのページを割いて、風邪・インフル・コロナの予防法、風邪のひきはじめにやるべきこと、ワクチンの重要性などについて解説してきました。

体調を崩す原因として最も多いのが風邪ですが、万が一ひいてしまった場合でも、ひきはじめに手を打って、被害を最小限にとどめることは可能です。これらをきちんと実行できるようになれば、体調不良で仕事に穴を開けてしまうような状況は、ずっと減るでしょう。

ところで、ウイルスがごく少量でも体に侵入すると感染してしまうこともあれば、感染しないこともあります。その違いはなんでしょうか。

一度感染したことのある病原体に対しては、体の中に「**抗体**」ができ、その結果、再びその病原体が体内に侵入しても、免疫のシステムによって病原体が排除されます。ところが、体にとって未知の病原体であったにもかかわらず、感染せずに済んだり、あるいは感染しても軽い症状で済むこともあります。なぜでしょうか。

もちろん、さまざまな要素が複雑に絡み合っているので、一言では言い表せません。まだ解明されていないこともたくさんあります。ですが、あえてわかりやすい言い方をするならば、ウイルスが体に入っても感染しなかったのは、体の免疫力が高く、**感染しづらい状態だったから**、である場合が多いといえるでしょう。

仕事が忙しくて睡眠不足になっていたり、食事でちゃんと栄養をとっていないようなとき、免疫力が低下して風邪などにかかりやすくなります。その結果、体調を崩してしまう経験は、多くの人にあると思います。

ですから、毎日の生活において、なるべく免疫力を下げないように、食事や睡眠などに気を配ることが何より大切です。

つまり、生活習慣を整えて、体調を崩さないための〝基礎体力〟をきちんとつけておくのです。

そうすれば、季節の変わり目に気温などが急激に変化して、風邪をひく人が続出するようなタイミングでも、無事に健康でいることも不可能ではありません。

食事、睡眠、運動…私が実際にやっていること

生活習慣といえば、食事、睡眠、運動など、いろいろあります。そこで、この章では、体調を崩さないための〝基礎体力〟をつけるために、私が日常的に行っていることを、朝起きてから夜寝るまでをたどりながら、紹介していきます。

もちろん、私が行っていることが唯一の正解ではありません。ただ、科学的根拠があって、私が効果を実感していて、実践しやすい方法に落とし込んでいるものばかりです。どれも特別なものはなく、時間やお金をかけずに、今日からすぐにできると思います。「自分にもできそうだ」と感じたら、まずやってみて、効果を感じられたら、続けてみてください。

それでは、ここから「絶対に休めない医師の24時間」をご紹介していきましょう。

AM7:00 起床 「手術着」で目覚める

私は長年、**手術着**をパジャマ代わりにしています。なぜなら手術着というのは、実はとても着心地がいいものだからです。

手術は長時間に及ぶこともありますし、どんなに簡単とされる手術であっても、とっさの判断の連続です。人の体にメスを入れる以上、ミスは絶対に許されず、かなりの緊張感を伴います。そのため手術着は、着ているときに体に負担がかからないようになっているのです。

とはいえ、みなさまに「どうか寝るときは手術着で！」とお勧めするわけにはいきません。とにかく、寝返りを打ちやすい**パジャマ**などで眠ることが重要です。寝返りというと、眠りが浅いときにするようなイメージがあるかもしれませんが、眠りが深い「ノンレム睡眠」のときも寝返りは起きます。

健康な成人は、一晩で20～30回は寝返りを打つといわれています。寝返りをせず、ずっと同じ姿勢で寝ていると、特定の個所の骨や筋肉に負担がかかり、血行が悪くなります。寝返りを打つことは、質の高い睡眠のために必要なことなのですから、できるだけ寝返りを妨げないような格好で寝ることが大切なのです。

起床は常に午前7時です。起床時間を固定することで、睡眠のリズムが整います。また、どんなに忙しくても6時間は寝るようにしています。カリフォルニア大学の研究データによると、睡眠時間が6時間未満だと風邪をひくリスクが４・２倍となり、５時間を切ると４・５倍になってしまうそうです（Sleep. 2015 Sep 1;38(9):1353-9.）。

ベッドで「モーニング・ウォーター」を

午前7時に目が覚めて、私が真っ先にするのは、**水を飲む**ことです。人間の体は60％が水分といわれ、それが少しでも失われると喉の渇きを感じます。朝、起きたときに喉がカラカラになっていると感じることはありませんか？

睡眠中の体は、夏だけでなく冬でも汗をかいています。その他にも、体の中でさまざまな活動が行われており、それに水分が使われています。眠っているときに水分補給はできませんから、失われる一方です。かくして朝の体は、カラカラの水不足となっているのです。

目が覚めたときにコップ1杯の水を飲めば、睡眠中の水不足でドロドロになった血液を循環させ、脳卒中・心筋梗塞のリスクを減らすことができます。これは、夏であれば、睡眠中の脱水から熱中症にならないための対策でもあります。冬であれば、喉の乾燥を防ぎ、喉の「線毛運動」が活発になって異物が排出されやすくなり、風邪対策にもつながります。

タオルを握って血圧を下げる

そして、朝、起きたときにするもう一つの習慣が、**タオルを握って血圧を下げる**ことです。

片手でタオルを2分強く握り、1分休憩する。これを左右とも2回繰り返すのです。すると、血管を広げて柔らかくする一酸化窒素が発生し、そのおかげで血圧が下がると考えられています（Hypertension. 2013;61:1360–1383.）。もちろん、タオルではなく、枕や毛布でもかまいません。片手でぎゅっと握られればいいのです。

血圧が高いと、心筋梗塞、心不全、脳卒中、動脈硬化など、循環器系の病気につながります。血管や心臓に過度な負担がかかってしまうのです。高血圧というのは、いわば日本人の国民病。厚生労働省の調査によれば、中高年の日本人男性の50％、女性の40％が高血圧だと考えられています。

血圧は、そもそも変動するものなので、健康な人は夜間に下がり、活動が始まる朝に高くなります。これは自然な変化なのですが、朝であっても高くなりすぎないようにコントロールすることで、病気のリスクを下げようというわけです。早朝に測定した家庭血圧（自宅で測定した血圧）の平均値で、上が１３５㎜Ｈｇ、下が85㎜Ｈｇ以上だと、早朝高

タオルを握って血圧を下げる

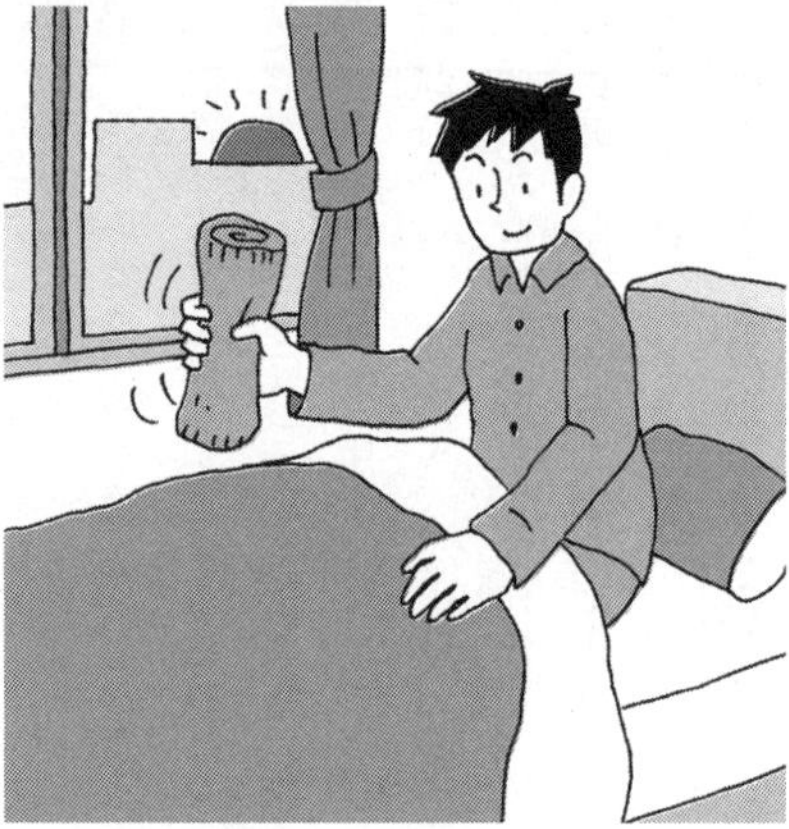

片手でタオルを2分強く握る → 1分休憩
左右とも2回繰り返す

血圧となり、注意が必要です。

タオルを握って血圧を下げるやり方は、「**ハンドグリップ法**」と呼ばれ、短時間で済むので、目覚めの〝儀式〟としてお勧めです。

カーテンを開けて日光を浴びる

ベッドから起きたら、次はカーテンを開けて、**日光を浴びる**のを習慣としています。日光を浴びることで、体内時計がリセットされるのです。曇りや雨の日であっても太陽の光は届いていますから、必ずカーテンを開けましょう。

地球の自転は24時間周期ですが、人

間の体内時計の周期は24時間より少し長く、放っておくとどんどんずれていってしまいます。朝、日光を浴びて体内時計をリセットすることは、そのずれを修正するスイッチにもなるのです。

体内時計がリセットされると、自律神経のうち、体をリラックスさせる**副交感神経**から、体を活動的にする**交感神経**へと切り替わります。この切り替わりの調整に作用するのは、**セロトニン、メラトニン**という２つのホルモンです。朝、日光を浴びると、脳内でセロトニンが活発に合成されます。そして、夜になって暗くなると、今度はセロトニンを材料としてメラトニンが作られます。メラトニンは良い睡眠に不可欠で、夜になると分泌量が増え、夜中に最大になります。

メラトニンは、朝日を浴びた15時間後に分泌が増えるようになっています。つまり、夜に良い睡眠がとれるかどうかは、その日の朝に決まるというわけです。

AM7:30　洗面所で舌だし体操

洗面所で顔を洗った後、私はしばしば鏡に向かいます。おもむろに舌を突き出し、「**舌だし**」をやるのです。

舌だし体操で喉を鍛える

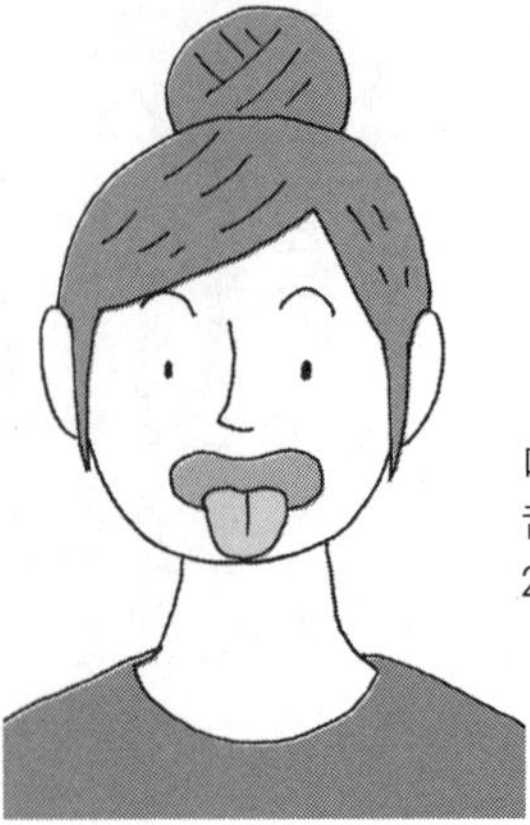

口を大きく開き、
舌を出したり引っ込めたり
2〜3回繰り返す

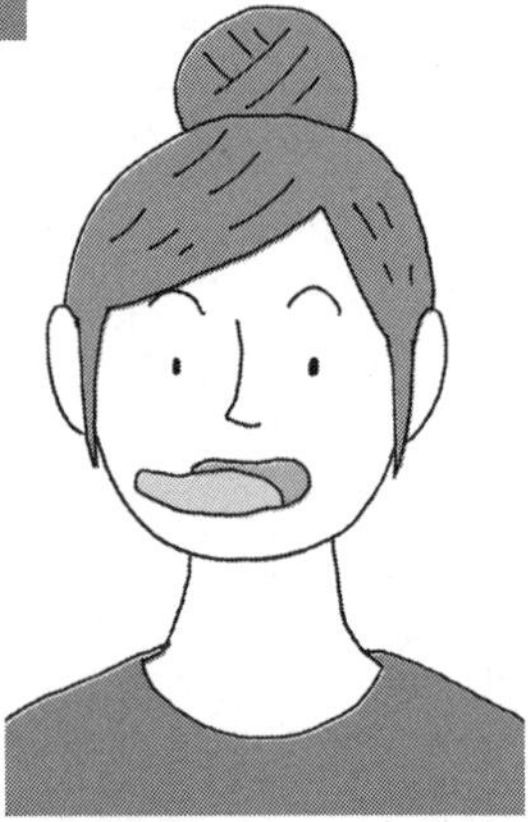

舌先を「レロレロ」と
左右に2〜3回
繰り返し動かす

やり方はこうです。口を大きく開いて、舌を出したり引っ込めたりする動きを2〜3回繰り返します。その後、舌先を「レロレロ」と左右に動かす動きをやはり2〜3回繰り返すのです。

なぜこのような体操をするのかというと、舌を伸ばすと舌そのものの筋肉だけでなく、その奥にある、飲み込みに関わる筋肉群を鍛えることができるからです。

つまり、**ものを飲み込む喉の力**を鍛えるのです。

喉を鍛えるのは、日本人の死因・第7位となっている誤嚥《ごえん》性肺炎を防ぐため。飲み込む力が衰えると、夜、寝ている間に口腔内細菌を含んだ唾液が気管に入ってしまい、誤嚥性肺炎を発症する恐れがあります。誤嚥性肺炎は、食事の誤嚥よりも、実は唾液の誤嚥のほうが問題なのです。

早口言葉も効果的

舌だし体操は所要時間もわずかですから、続けやすいでしょう。他には、**早口言葉**も有効です。早口言葉ならなんでもいいのですが、私がお勧めしたいのは、次に挙げるような、舌を噛みそうになる言葉です。

「赤アロエ飴、黄アロエ飴、青アロエ飴……」
「ジャズ歌手、シャンソン歌手、フォークソング歌手……」
「すっぱい酢、しょっぱい醤油、砂糖を加えて三杯酢……」

喉年齢をチェックする「あーテスト」と「ゴックンテスト」

喉を鍛えて誤嚥性肺炎の予防をする必要があるのは、お年寄りだけでは、と思うかもしれません。ですが、若くても〝**喉年齢**〟が高くなってしまっている場合、早いうちから鍛えておかなければ、将来の病気のリスクが心配です。

自分の喉年齢が問題ないかを確認するためには、「あーテスト」をやってみましょう。3秒間息を吸い込んで、「あー」と声を出し続けます。普段話す程度の大きさの声で「あー」と言えば大丈夫です。男性は15秒以上、女性は10秒以上、声を出し続けられるなら問題はありません。

そしてもう一つ「ゴックンテスト」もあります。やり方は、水を一口飲んで口の中を湿らせ、それから30秒間で何回唾液を飲み込めるか数えましょう。10回以上飲み込めたら、喉年齢は20代。9回だと30代、8回だと40代、7回だと50代、6回だと60代、5回だと70代、4回以下ですと80代以上になります。実際の年齢よりも喉年齢が高ければ要注意です。

AM8:00　朝食はヨーグルトにリンゴ、バナナを混ぜて

みなさまは、朝食はちゃんととっているでしょうか。中には、朝食は抜いている、あるいは、食べない日もある、という方もいるかもしれません。

私は、どんなに忙しくても、朝食はとるようにしています。たとえ少しだけでも食べたほうがいい理由があるからです。

朝食を抜くと**死亡リスクが1・3倍に上がる**という恐ろしいデータがあります。これは、鳥取大学の横山弥枝先生の研究で、朝食抜きはあらゆる生活習慣病に関係するうえに、がん、循環器疾患の死亡リスクにも影響を与えていたのです（Yonago Acta Med. 2016;59:55-60）。

米国心臓病学会でも「朝食をとらない人は毎日朝食をとる人に比べて、心臓・脳卒中で死亡するリスクが高まる」と報告されています。

こうした研究結果を踏まえ、私はどんなに忙しい日でも、朝食は欠かさないようにして

忙しくても朝食を必ず食べる

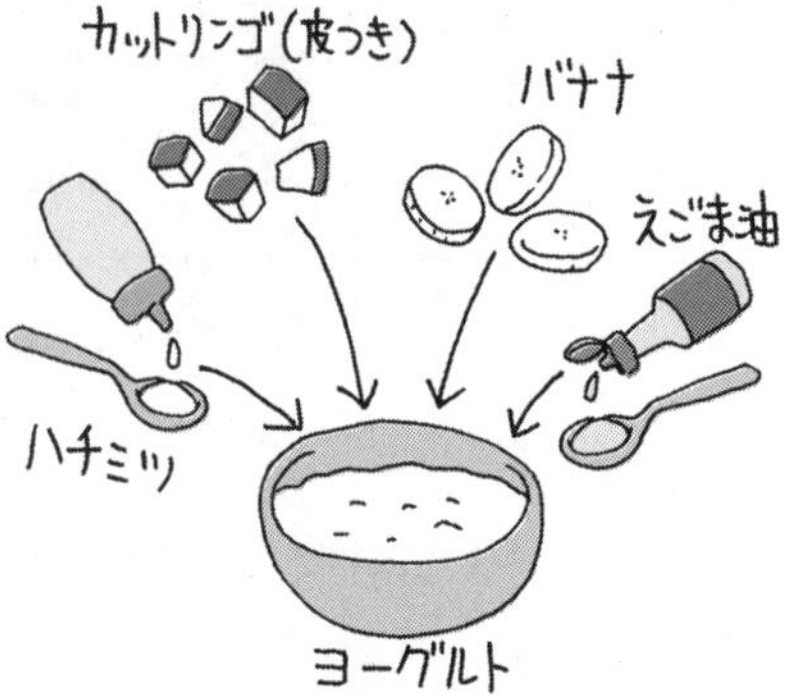
カットリンゴ(皮つき)
バナナ
えごま油
ハチミツ
ヨーグルト

朝食を抜くと死亡リスクが1.3倍に！ 時間がなくても手軽に朝食をとれるよう、ヨーグルト、リンゴ、バナナ、ブロッコリースプラウトのスムージーにすることも。

います。ただ、朝は時間がないのが常ですから、手軽に栄養がとれるように、ヨーグルトにリンゴとバナナ、えごま油、ハチミツを混ぜたものが定番メニューです。

ヨーグルトは腸内環境を整えて、免疫バランスを上げる効果があり、また、ヨーグルトが大腸がんの予防に有効という研究もあります（Gut. 2019 Jun 17. pii:gutjnl -2019-318374.）。

リンゴは昔から「医者いらず」と言われており、含まれるポリフェノールによって肺の機能が若く保たれ、血管にもいい効果が期待できます（Thorax. 2017 Jun;72(6):500-509.）。リンゴは皮ごと入れています。

えごま油は「体にいい油」として注目されているもので、オメガ３脂肪酸を多く含んでいます。**ハチミツ**は抗酸化作用があり、ビタミン、ミネラルが多く、咳止めの効果も期待できます（Arch Pediatr Adolesc Med. 2007 Dec;161(12):1140-6.）。

私は、朝に飲むコーヒーにもハチミツを入れています。コーヒーにハチミツを入れると、やはり咳に効くという研究もあります（Prim Care Respir J. 2013 Sep;22(3):325-30.）。

AM8:30　出勤中、なるべく病原体をもらわないよう注意

家を出てから職場に着くまで、最も注意していることは「余計な病原体をもらわない」ということです。

例えば、エレベーターのボタンを押すならば、指先を使わず、指を曲げて**第二関節**で押します（83ページ図参照）。第二関節にウイルスがつくかもしれませんが、指先に比べれば、顔を触る確率はぐっと少なくなります。そのエレベーターのボタンも、みんなが触っている真ん中あたりはウイルスがたっぷり付着しているかもしれません。少しでも感染リスクを減らすためには、みんながあまり触れていない、ボタンの端のほうを押すようにしています。

ドアノブも同じです。指先で触れないよう、例えば**手のひら**などを使って触れます。肘を使ってもいいでしょう。

なるべく指先にウイルスをつけないことに加え、もし可能なら、「**顔を触らない**」という習慣を身につければさらにいいでしょう。顔を触ることで、風邪・インフル・コロナの接触感染につながってしまうことがわかっています。手から顔を経由して感染症がうつるということを調べた研究もあります（Eur Respir J. 2018 Oct 10;52(4).pii:1800599.）。

電車に乗るときは、それほど混んでいなければ、なるべく人の少ない場所で立っていることにしています。人との間隔を1～2メートル以上あければ飛沫は飛んできませんし、席に座らずに立つことで軽い運動にもなります。また、新幹線では、飛沫が前方に向かって飛ぶことを考えると、後ろのほうの席がお勧めです。それに加え、窓際の席のほうが人との接触が減るので、私はなるべく車両最後尾の窓際の席に座っています。

隙間時間に「立ったり座ったりスクワット」

診察中、私はほぼ座り続けることになります。それはビジネスパーソンでも同じでしょう。シドニー大学が世界20カ国を対象に、平日に座っている時間を調べたところ、なんと

仕事中はこまめに立ち上がる

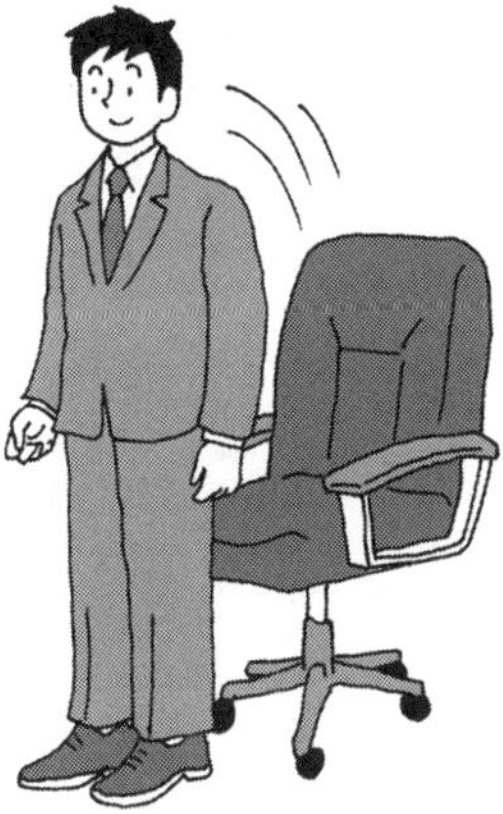

座りっぱなしは体に悪いので、こまめに立ったり座ったりを繰り返す。

日本人がトップでした。私たちは平均で１日におよそ４００分、つまり７時間も座り続けているのです（Am J Prev Med. 2011;41(2)228-35）。

また、別の研究では、１日６時間以上座っている人は、３時間未満の人と比べて、早期死亡のリスクが19％高くなるそうです。死因別としては、がん、心疾患、糖尿病、腎疾患、慢性閉塞性肺疾患（ＣＯＰＤ）、肺疾患、肝疾患などが挙げられています(Am J Epidemiol. 2018; 187(10):2151-2158.)。

そのため、「長時間の座りすぎは喫煙と同じくらい体に悪い」とも言われているくらいです。

しかし、常にパソコンと向き合って

いるビジネスパーソンにとって、忙しければ忙しいほど座ったままになり、「座りっぱなしは宿命」とさえ言えます。私も、患者さんを診察し続けていると、ずっと座ったまま1日を終えることになってしまいます。

そこで私が工夫しているのは、ふと気がついたときに、**立ち上がったり座ったりを繰り返す**こと。患者さんに、「お大事にしてください」と声をかけて、診察室を出られたら、次の患者さんが入って来るまでのわずかな時間を利用して、立ち上がったり座ったりするのです。この要領で、トイレに行く前後や、電話中などにも同様に行います。

こんなふうに、こまめに「立ち上がって座る」を繰り返していると、1日100回はできると思います。これだけやれば、塵も積もればなんとやらで、スクワット数十回分の運動量にもなるでしょう。

PM0:00 ランチは「高たんぱく・低脂肪」

午前中の診察が終わると、クリニックでランチをとります。昼食のために時間をかけられないので、サンドイッチで済ませることが多いです。ただ、そのサンドイッチも、栄養価を考えて、**高たんぱく・低脂肪のチキン**をはさみ、野菜もたっぷり入れます。

ランチというと、ラーメンやカレーなど、糖質と脂肪が多いものを食べる方もいるかもしれません。ですが、体調を崩さない体を作るためには、重視すべきなのはたんぱく質です。

ご存じのように、たんぱく質は筋肉の材料になります。年を取ると筋肉が衰えてきますから、意識してたんぱく質をとらなければなりません。また、年を取ると骨も衰えてきますが、骨の材料はカルシウムだけでなく、たんぱく質も必要です。

「たんぱく質といえば肉だから、夜に肉をたくさん食べればいいのでは」と思うかもしれませんが、実は、三食いずれもバランスよくたんぱく質をとらなければならないのです（理由は後述）。私は、朝はヨーグルトなどからたんぱく質を摂取しています。

15分の昼寝は欠かさない

ランチを手早く済ませたら、**15〜20分、昼寝**をします。これだけで、1日の平均血圧が下がり、脳卒中、心臓病リスクを下げることができます。これはギリシャの心臓専門医が2019年に米国心臓病学会で発表した研究結果です。

また、少し寝不足だなと感じているときでも、昼寝をすることで頭がスッキリして、午

15分程度の昼寝を欠かさない

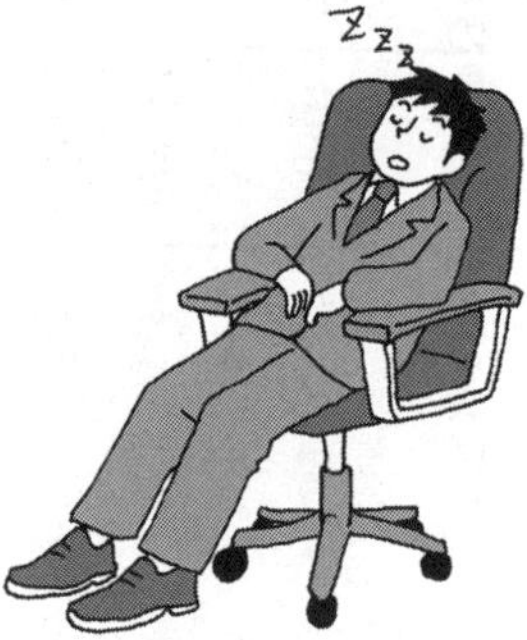

短い昼寝で頭がスッキリして、血圧も下がる。

後の診察にのぞめるのです（Sleep. 2003;26(2): 117-26.）。

昼寝は、私は診察室の椅子を2つくっつけてその上で寝ています。少し不自然な態勢かと思うかもしれませんが、もう慣れてしまったので、熟睡してスタッフに声をかけられても目が覚めないことがしばしば。リラックスできれば、どんな態勢でもいいと思います。

昼寝を15～20分で切り上げるのもポイントです。これ以上、長く寝てしまうと、逆に疲れてしまいます。

10分でもいいので散歩に出る

昼寝を終えたら、**10～15分、散歩**に出かけます。特に何をするわけでもなく、ただぶらぶら歩くだ

10分でいいので散歩に出る

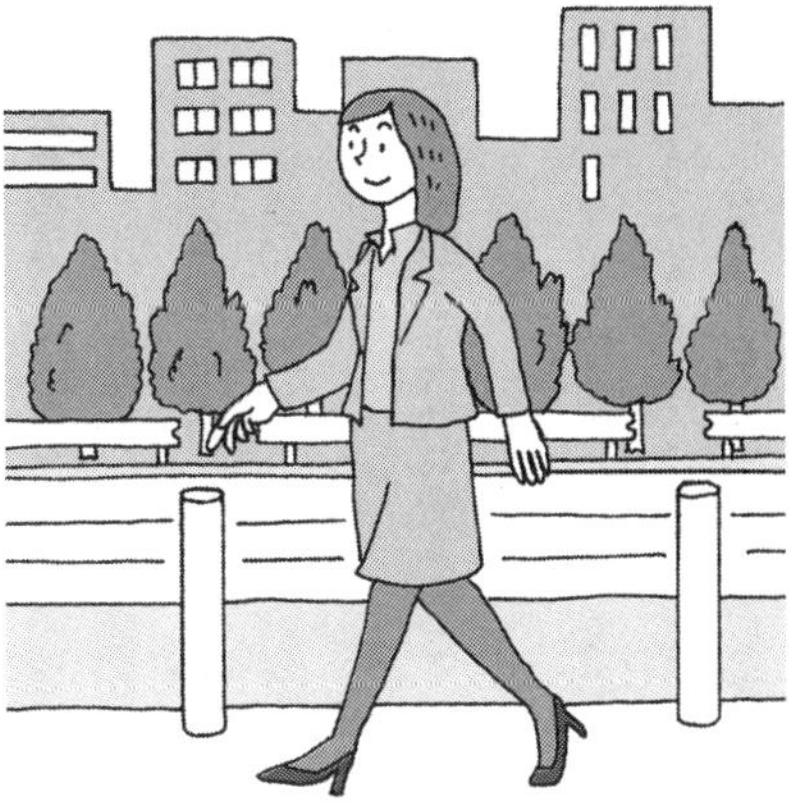

日光を浴びるとビタミンDが生成され、風邪やインフルエンザの予防になる。

けで、健康効果が得られるのです。

散歩で得られる効用としては、**日光**を浴びられること。日光（特に紫外線）を浴びると、体内で**ビタミンD**が生成され、骨粗鬆《しょう》症の予防になります。骨の材料は主にカルシウムですが、その吸着にはビタミンDが必要となるのです。また、日光によるビタミンDの生成は、風邪や呼吸器感染症（BMJ. 2017 Feb 15;356:i6583.）、肺炎、インフルエンザ（Am J Clin Nutr. 2010 May;91(5):1255-60.）などの予防だけでなく、がんの死亡率の低下にもつながります（BMJ. 2019;366:l4673.）。

曇り空でも紫外線は出ていますので、十分な効果が得られます。オフィスの中の日当たりがあまり良くないという人は特に、毎日外に出たほうがいいでしょう。

美容の観点から「日焼けは嫌だな」と思う女性なら、手のひらに日光を当てるだけでも効果があります。

また、散歩の他の効用としては、リラックスできることや、歩くことで体がほぐれることなどが挙げられます。

ちなみに、ビタミンDは食事からも摂取できます。青魚などの魚介類や、キノコ類に多く含まれるので、食事ではこれらを意識して食べるようにしています。

忙しいときは血圧上昇対策としてココア

午後の診察も、午前と基本的に変わりませんが、17時ごろから仕事帰りの患者さんが増え、混んできてしまいます。

外来が混んでくると、顔には出しませんが、人知れずプレッシャーを受け、ストレスが高まります。患者さんを一人ひとり丁寧に診察したいものの、時間をかけているとその分、お待たせをしてしまいます。かといって、焦って判断を誤ると、患者さんの命に関わることにつながってしまうかもしれません。

さらに、コロナ禍以降、19時前から発熱外来を開始しますので、喘息や慢性閉塞性肺疾患（ＣＯＰＤ）、睡眠時無呼吸症候群など、定期通院の患者さんの診療はその前に終わらせないといけません。

テキパキとしつつも、丁寧に診察する。これは、想像以上にストレスになるのです。仕事をするうえで何らかのストレスを受けている方はたくさんいるでしょう。ストレスは、**血圧**を上昇させます。ですから私は、混んできたときには、24時間血圧測定の器械を装着して、診察中にも血圧をチェックすることがあります（N Engl J Med. 2018 Apr 19; 378(16): 1509-1520.）。高血圧を予防するためには、自分の血圧を目に見える形で表示し、把握しておくことがまず大切なのです。

血圧の測定というと、健康診断のときだけしかやらないという方も多いでしょう。血圧が高めで心配な方は、毎日、ご自宅で血圧を測定することをお勧めします。さらには、可能であれば、１日を通して24時間血圧を測定することで、何が自分にとってストレスになっているのか、血圧を上げている原因は何かを把握することができます。

私の場合、18時ごろに患者さんが増えてきたあたりで血圧が上がることがわかってきたので、このタイミングで**ココア**を飲んでいます。ココアに含まれるポリフェノールには血管拡張の作用があり、血圧降下が期待できるのです（JAMA. 2007 Jul 4;298(1):49-60.）。

ココア1杯で急に血圧が下がるわけではありませんが、リラックスして落ち着こうという気持ちを込めて、ココアを飲む習慣を続けております。

血圧が気になるという方は、ぜひ、忙しくなってきたタイミングでココアや高カカオのチョコレートをいただく習慣を検討してみてください。

PM8:30 帰宅し、手洗いと一緒に洗顔

診察を終えて帰宅したら、玄関前で手指の**アルコール消毒**を行います。気をつけていてもウイルスなどの病原体が手につきますので、それを家の中に持ち込まないようにすることは、家族の体調のためにも必要なことです。

続いて、洗面所で手を洗います。第2章で紹介したように、爪の先、指の間、手の甲、そして手首まで、入念に洗いましょう。手を洗い終わったら、ペーパータオルで拭きます。

私は手だけでなく、顔も洗うようにしています。顔は常に露出していますし、マスクをしていても覆われているのは下半分だけ。顔も一緒に洗えば、病原体を洗い流せます。女性はお化粧をしていて洗顔できないかもしれませんが、男性であれば帰宅したタイミングで顔も一緒に洗ってしまいましょう。

私はご覧のようにスキンヘッドにしているので、さらに頭も一緒にザブザブと水洗いしてしまいます。

うがいは2種類

風邪の予防としては、うがいが欠かせません。ただ、喉についたウイルスを吐き出すために、「**ガラガラ**」とうがいをする前に、口をゆすぐ「**クチュクチュ**」うがいをする必要があります。つまり、２種類のうがいをやるのです。

クチュクチュうがいは、口の中にあるウイルスや細菌などを吐き出すためのものです。まず先にクチュクチュうがいをするのは、そうした病原体を喉のほうにもっていかないという配慮なのです。

PM8:40　夕食では、トマトを加熱して食べる

夕食で意識してとっているのは、たんぱく質、野菜、海藻です。

たんぱく質の重要性は、先ほど昼食のときにお話しした通り。野菜は、食物繊維、ビタ

ミン、ミネラルが豊富なので、いろいろな種類を食べます。特に工夫しているのは、**トマトを加熱して食べている**ことです。

トマトに含まれる赤い色素リコピンは、抗酸化作用があり、血管と血液の酸化を食い止めてくれます。リコピンの抗酸化作用は、ビタミンEの100倍以上と言われています。

トマトは生で冷やしてサラダにして食べてもおいしいのですが、加熱するとリコピンの吸収率が上がるのです。しかも、油と一緒だとさらに吸収率が高まります。

我が家の食卓には**海藻類**が多く並びますが、それは妻が「なんとかして夫の髪をフサフサにしたい」という願いを込めているからではありません。海藻を食べると髪がフサフサになる、というのはイメージから来るもので、科学的根拠はないのです。

食べる順番として、「**ベジタブルファースト**」を心がけている方もいるでしょう。これは、食物繊維が多い野菜を先に食べることで、糖質が吸収されるスピードを緩やかにし、血糖値の急上昇を避けようというもの。糖尿病の予防だけでなく、肥満対策にもなります(Diabetologia. 2016 Mar;59(3):453-61.)。野菜などを先に食べ、糖質は最後に食べることに効果があるので、日本の懐石料理などのコース料理は、理にかなっているといえます。

海藻も野菜と同じく食物繊維が豊富ですから、ベジタブルファーストならぬ「**シーベジタブルファースト**」として、最初に海藻を食べるようにしています。海藻は非常にローカロリーなので、体重が気になる人にもお勧めです。

海藻を使った料理としては、味噌汁や酢の物が代表的ですが、わが家では卵焼きにアオサを入れて、たんぱく質もとれるようなメニューにもしています。

なお、コロナ禍以降、私はあまりお酒をたしなまなくなりました。忙しい一日を終えたのだから晩酌を楽しみたい、という気持ちもあるのですが、すでに述べたようにアルコールをよく飲む人はワクチンを打っても抗体価が上がりにくい、というデータがありますので……。

歯磨きはなんと1日4～5回！

食事が終わってから寝るまでの間には、もちろん歯を磨きます。

ここまで言及していませんでしたが、実は私は、**1日に4～5回も歯を磨いています。**

というのも、歯磨きやフロスによる口腔ケアは、風邪・インフルエンザの予防に役立つ(Int J Dent Hyg. 2007 May;5(2):69-74.）だけでなく、糖尿病や脂質異常症の対策にもなるという研究があるのです。これは、聖路加国際病院で２００４年から２０１０年にかけて行った調査の結果です（BMJ Open. 2016 Jan 14;6(1):e009870.)。

口の中を清潔に保つことは、体調不良にならない体を作るために重要なこと。ぜひ、まめに歯磨きをしましょう。

PM10:30 入浴してリラックス

入浴は、体を清潔にし、心身をリラックスさせる効果があります。快眠のためには、寝る**1〜2時間前**には入浴を済ませておくことが大切です。

実は、スムーズに入眠して質の高い睡眠をとるためには、体温の変動が重要なのです。私たちが一般に「体温」と認識しているのは、皮膚体温（手足の温度）なのですが、入眠のためにカギとなるのは、体の中心部の温度である「**深部体温**」です。いずれの体温も、体が活動している日中は高くなりますが、睡眠中は低くなります。特に深部体温は、睡眠中はぐっと下がり、オフモードになることで、脳を含めた全身の臓器が休憩できるのです。お風呂に入ると、深部体温は上昇しますが、入浴後、やがて手足から熱が放出されていき、深部体温は急激に下がります。深部体温が下がったタイミングで入眠すると、すんなりと質の良い睡眠をとることができます。

入浴で上昇した深部体温が下がるまでに1〜2時間ほどかかるので、それまでに入浴を済ませておく必要があるというわけです。もし、寝る直前にお風呂に入ると、布団に入った時点でまだ深部体温が高いままなので、なかなか眠れなくなってしまうのです。

入浴後にはストレッチも行います。ゆっくりとストレッチで筋肉を伸ばすと精神的にもリラックスして寝つきがよくなります。また、心の底には、50代後半になって硬くなった身体をもう一度柔らかくしたいという願いもあります。

寝る前にスマホを見ない

寝る30分くらい前になったら、スマートフォンもテレビもパソコンの画面も見ないようにしています。これも、質の良い睡眠のために大切なことです（J Clin Endocrinol Metab. 2016 Sep;101(9):3539-47.）（J Affect Disord. 2013 Oct;151(1):331-6.）。

スマートフォンの画面から出る**ブルーライト**は、脳を覚醒させてしまう効果があり、寝つきが悪くなってしまいます。テレビやパソコンの画面も同様です。また、テレビや、SNSから得られる情報も、脳を興奮させてしまうので注意が必要です。

そこで私は、寝る前の30分間は、紙の本を読んだり、紙に印刷した論文を読んだりすることにしています。

寝る30分前からはスマートフォンを見ない

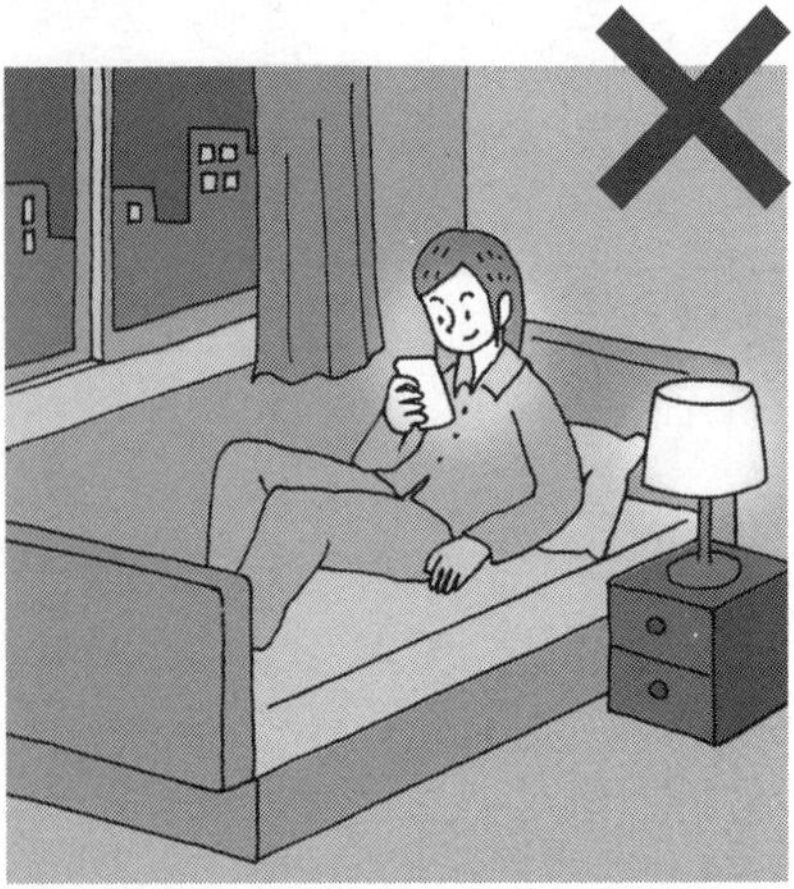

スマートフォンやパソコン、テレビの画面から出ているブルーライトで脳が覚醒してしまう。

もちろん、風呂上がりのパジャマは手術着です。

風呂上がりに手術着を着て、小難しい論文を読んでいる私は、家族に言わせると、「どう見てもリラックスしているようには見えない」そうですが、本人としては、このうえなくゆったりと、眠る前のひとときを過ごしているのです。

ちなみに、平日に睡眠不足だと、週末にたっぷり眠って〝**寝だめ**〟しようとする方もいますが、これは健康のためにあまり良くありません。私は、平日と休日で、眠りにつく時間と朝起きる時間をあまり変えないようにしています。

睡眠のパターンに平日と休日で極端に差があると、代謝に影響を及ぼし、肥満や糖尿病、心血管疾患のリスクが生じるという研究があります（J Clin Endocrinol Metab. 2015 Dec;100(12):4612-20.）。

やはり、そもそも寝だめはできないと考えて、多少の睡眠不足は、昼寝で調節したほうがいいでしょう。睡眠については、第5章で改めて解説します。

男性のほうが症状を大げさに伝える？

さまざまな患者さんを診察していて実感するのは、痛みやつらさの感じ方には個人差があるということです。高熱があっても、あまりつらそうに見えない方もいれば、本当にしんどそうな方もいらっしゃいます。

一般的に、女性のほうが男性よりも痛みに強いというイメージがあります。「女性は出産の痛みに耐えられるように我慢強くできている」ともいわれています。実際はどうなのでしょうか？

実は、医学の世界では、風邪やインフルエンザになったときに、女性よりも男性のほうが、症状をより大げさに伝える、と考えられています。そのことを表す「man flu（マン・フル）」という言葉があり、辞書にも載っているくらいです。

ところが、男性は症状を大げさに伝えているのではなく、風邪やインフルエンザなどの症状が重症化しやすいということが研究でわかってきました（BMJ 2017 Dec 11;359:j5560）。

例えば、インフルエンザワクチンを打ったとき、男性ホルモンのテストステロンの影響が大きい男性は、女性よりも抗体ができにくいそうです（Proc Natl Acad Sci U S A. 2014 Jan 14;111(2):869-74.）。また、多くの急性呼吸器疾患では、男性のほうが合併症の影響を受けやすく、死亡率が高いことがわかっています。

こうした研究を見ると、男性は特に大騒ぎをしているわけではなく、もともと風邪・インフルに弱くできていると言えるでしょう。新型コロナにおいても、男性のほうが重症化率や死亡率が高いという結果が出ています。

第4章

体調不良にならない体を作る食事術

忙しい人ほど「食事」をおろそかにしてはならない

コンビニで手軽に済ませていると…

みなさんが体調を崩すのは、どんなときでしょうか？　仕事が忙しく、睡眠時間を削りながら仕事をしていて、忙しさのピークが過ぎたとき、ホッとして気が緩んだタイミングで風邪をひき、会社を休んでしまった……。こういった経験は、多くの方にあると思います。

「やはり、睡眠時間を削るのは良くない。ちゃんと寝ないと」

そう実感する方は多いでしょう。実際、すでにお話ししたように、睡眠が不足すると免疫力が低下し、風邪をひきやすい状態になってしまいます。疲労回復に最も役立つのは睡眠であり、仕事が忙しくても睡眠時間を確保することが大切であるということは、「絶対に休めない医師」である私としても、繰り返し力説したいところです。

しかし、多くの方が見落としている要素があります。それは「**食事**」です。

忙しくなるとつい、**コンビニ**で買ったおにぎりやパンだけで済ませてしまう。朝は時間がないから食べない……。その一方で、「仕事がひと段落したら、焼肉に行こう！」と言って、時間があるときは**暴飲暴食**してしまう。

そんな食生活を送っていたら、いつまでたっても、「体調不良にならない体」を作ることはできません。

持病がある方や高齢者は、免疫力が落ちていて、ちょっと疲れただけで体調を崩したり、風邪・インフル・コロナにかかりやすくなります。食事をおろそかにする人も、同じように、体調不良に陥りやすくなってしまうのです。

コンビニのおにぎりやパンだけで済ましがちな人は、カロリーは足りていても、体に必要な栄養素が不足していて、免疫力が十分ではないことが多いといえます。

体に必要な栄養素とは？

食事で得る栄養には、大まかに、次の３つの役割があります。

①体を作る

②エネルギーを作る
③体の調子を整える

「体を作る」というと、成長期が終わった大人にも必要なのか、と感じるかもしれません。「ぶくぶく脂肪がついたら困るのであまり食べたくない」という人がいたら、それは大きな誤解です。

私たちの体の細胞は日々、新しく作り変えられています。髪の毛や爪が伸びるのは、**たんぱく質**を材料として新しいものが作られているから。また、年を取ると筋肉が衰えていきますが、たんぱく質が不足すると筋肉が衰えるスピードがさらに速くなってしまいます。

骨も加齢によって減っていくので、材料となる**カルシウム**などをきちんととらなければなりません。さらに、細胞膜やホルモンは、**脂質**によって作られます。

体の活動に不可欠なエネルギーを生むためには、**糖質**や脂質が使われています。ダイエットのために糖質を減らそうとする人もいますが、その結果、体重が減ったとしても、それは筋肉の量が減ったからかもしれません。糖質が不足すると、脳や内臓などで必要なエネルギーを確保するために、筋肉が分解されてエネルギーとして使われることが増えるからです。

このように、体にとって必要な、たんぱく質、糖質、脂質の３つを、「**三大栄養素**」と呼んでいます。

そして、他に体にとって必要な栄養といえば、三大栄養素や体の器官が正常に働くために手助けし、体の調子を整えてくれる、**ビタミン類**や**ミネラル類**。さらに、腸内環境の改善に大きな役割を果たしているのが、**食物繊維**です。これら３つを、先ほどの三大栄養素と合わせて、「**六大栄養素**」ともいいます。

体調不良になりにくい、免疫力が高い体を作るためには、何より六大栄養素をバランス良くとる食事をする必要があります。

しかも、なるべくさまざまな食材から栄養をとることが大切です。「体にいい」と言われているからといって、特定の食材ばかり食べていると、いつの間にか必要な栄養素が不足している事態に陥ってしまいます。

朝、昼、晩、三食のバランスにも注意したほうがいいでしょう。すでにお話ししたように、１日に必要なたんぱく質はなるべく三食に分けて食べたほうが効果的です。例えば、夜にだけたくさん肉を食べても、体にはすべてのたんぱく質が吸収できるわけではありません。

六大栄養素をバランス良くとる食事というと、何やら難しいもののように感じるかもしれません。とはいえ、管理栄養士の方の力を借りなければメニューを考えられないわけではありません。

例えば、ごく普通の**伝統的な和食**であれば、必要な栄養がとれます。ご飯と、汁物と、魚や肉などの主菜、そして野菜を使った副菜、といった食事です。ただし、和食は塩分が多いと言われているので、血圧が気になる方は、塩分を意識して減らすといいでしょう。

脱水対策のためにも、たんぱく質をとる

三大栄養素の一つである、たんぱく質の重要性については、繰り返しお伝えしてきました。肉や魚だけでなく、乳製品や卵、大豆製品などの他、ご飯やパンなどの主食にもたんぱく質は含まれています。なるべくさまざまな食品から摂取したほうがいいことは覚えておいてください。

たんぱく質が不足する状態が続くと、筋肉の量が減ってしまうことはすでに説明した通りです。筋肉が減ると、**ロコモティブシンドローム**（運動器症候群）といって、寝たきりにつながる恐れがあります。

寝たきりといっても「ずいぶん遠い将来のことじゃないか」と思う方もいるかもしれま

せんが、ロコモティブシンドロームからの寝たきりを予防するためには、40〜50代のうちからしっかりたんぱく質をとり、体を動かしておく必要があります。

また、最近は、若い女性が無理なダイエットを繰り返すことで、筋肉量が減ってしまい、その結果、さまざまな弊害が起きてしまっていることも問題になっています。例えば、**脱水症や熱中症**です。人間の体は60〜70％が水分だと言われていますが、最も多く水分を含んでいるのは筋肉なのです。筋肉は、およそ75％が水分で、いわば「貯水タンク」。高齢者は筋肉量が減っているので脱水を起こしやすいのですが、若い人でも筋肉量が少ないと脱水の危険が高まります。

日本でも、夏の暑さは年々ひどくなり、たくさんの人が熱中症で救急搬送されています。エアコンの効いた室内で仕事をしていることが多いビジネスパーソンでも、夏に営業の外回りをしていたときに具合が悪くなった、という経験がある人は多いでしょう。熱中症対策というと、「1日にコップ8杯の水を飲む」などと、水分摂取の話がされがちですが、体の「貯水タンク」である筋肉の量を確保しておくことも大切なのです。

そのため、脱水対策としても、たんぱく質をしっかりとり、なるべく筋肉を衰えさせないようにしましょう。

知られざる「体にいい食材」を求めて

バランスのとれた食事にプラス！

バランスのとれた食事をとることを基本としながら、そのうえで、私なりに工夫していることがあります。

それは、体にいい食材や、食べ方、飲み方、調理法などについて新しい研究が発表されたら、実際に試してみて、効果を実感できたら日々の食事に定着させているのです。

テレビ番組の企画を通して健康効果のある食材を生産している方にお会いし、私がそれを毎日のように食べるようになった、ということもあります。

ここでは、そんなふうに私がやっている食事の工夫を紹介していきましょう。

本当に医者いらず？　1日1個のリンゴ

まずご紹介するのは、私も毎日食べている「**リンゴ**」です。

私がリンゴの力について思い知ったのは、あるテレビ番組の企画で青森のリンゴ農家を訪れたときです。

1日1個はリンゴを食べているというリンゴ農家の方々の「**肺年齢**」を測定して驚きました。ある67歳の方の肺年齢は〝46歳〟、44歳の方の肺年齢は〝18歳未満〟という結果になり、平均すると肺年齢が「実際の年齢のマイナス15歳」だったのです。

私は呼吸器内科が専門なので、この結果には衝撃を受けました。肺年齢は、深く息を吸って一気に吐き出したときに、最初の1秒間で吐き出した空気の量（1秒量）から導き出します。呼吸機能が若いということは、さまざまな病気に対してそれだけ強いということです。

肺年齢と深く関わっている病気としては、**慢性閉塞性肺疾患**（COPD）があります。これは、喫煙が原因でかかることが多く、「肺の生活習慣病」ともいわれており、日本人男性の死因の第8～10位を推移しています。COPDの検査では、先ほどの肺機能の検査で測定した1秒量が、肺活量の何割に当たるかを調べます。

ヨーロッパでも、リンゴを頻繁に食べる人ほど肺年齢が若く、COPDのリスクが低いという大規模な調査結果があります（Eur Respir J 2017;50:1602286.）。また、リンゴに含まれる何がいいのかというと、皮に多く含まれるポリフェノールではないかと考えられています（Nutrition. 2013 Jan;29(1):235-43.）。そのため私は毎朝、皮つきのままリンゴを食べているのです。

また、リンゴは**動脈硬化**の予防にもつながるという研究もあります。リンゴに多く含まれる**カリウム**には、塩分を排出する働きがあり、高血圧対策としても期待できます。

これらの健康効果を考えると、リンゴはまさに「医者いらず」。医者の私が言うのもなんですが、一年中食べられますし、今後も積極的にとっていきたい果物です。

バナナで血液サラサラ、高血圧予防も

バナナもカリウムが豊富です。日本食品標準成分表によると、バナナはみかんやリンゴの約3倍ものカリウムを含んでいます。カリウムは血液をサラサラにするので、脳卒中のリスクを下げるという大規模研究があります（J Am Heart Assoc. 2016 Oct 6;5(10). pii:e004210.）。また、カリウムは余分な塩分が体から排出されるのを助ける働きがある

ので、血圧を下げる作用もあります。私は、リンゴと同様に、バナナも毎日食べています。そんなバナナの健康効果を私が実感したのは、あるテレビ番組で、宮崎県の川南町の国産バナナ農家を訪ねたときです。日本で食べられているバナナは、ほとんどが輸入もので、国産バナナの出荷量は全体のわずか0・01％しかありません。ところが、そんな国産バナナの特徴は、皮が薄く、無農薬で育てられているので、**皮ごと食べられる**のです。しかも、バナナの皮には、抗酸化作用や抗炎症作用のあるポリフェノールがたっぷり含まれています。

川南町のバナナ農園の社長さんの血管年齢を測定して驚きました。実際の年齢は67歳でしたが、血管年齢はなんと〝32歳〟だったのです！　ご自宅を訪れてみると、バナナのジャムや揚げバナナなど、バナナを丸ごと食べているようでした。

食べ続けてこそ効果があるヨーグルト

ヨーグルトによって腸内環境が整うことはよく知られていますが、その結果として期待できるのは、便秘の解消ばかりではありません。腸内環境を整えることで、免疫力アップも期待できるのです。

腸内環境を整えてくれるのは、ヨーグルトに含まれている**乳酸菌やビフィズス菌**です。人間の腸の中には1000種類以上の腸内細菌があり、それが、数にすると100兆個もすんでいます。

「善玉菌」「悪玉菌」という言葉を聞いたことがあるかと思いますが、実は、乳酸菌が善玉菌を増やし、悪玉菌を退治するから腸内環境が良くなる、という単純な話ではありません。

腸内にどのような細菌がどれだけすんでいるかは、人によってそれぞれ異なります。そのバランスは、ヨーグルトを食べればすぐ改善されるわけではありませんが、食べ続けることで、少しずつ整ってくるのです。

また、牛乳の発酵食品であるヨーグルトは、栄養価も豊富です。たんぱく質、脂質、糖質の三大栄養素がそろっているだけでなく、カルシウム、ビタミンA、B1、B2も含まれています。

消化吸収がよいことから、私は朝にヨーグルトを食べるようにしています。また、朝食では、ヨーグルトにバナナ、リンゴなどの果物、ブロッコリースプラウトなどの緑黄色野菜、えごま油、はちみつを入れてスムージーを作って飲むこともあります。ブロッコリースプラウトとは、ブロッコリーの新芽のことで、栄養価が高く、特にスルフォラファンという成分が喘息患者の気管支拡張作用があるという研究報告があります（Respir Res. 2015 Sep 15;16:106. doi: 10.1186/s12931-015-0253-z.）

体に良い、えごま油をスプーン1杯

「油は健康に悪い」と思っている人がいるとしたら、その常識はアップデートしたほうがよさそうです。油とは、三大栄養素の一つ、脂質です。世界保健機関（WHO）は1日の栄養の15～30％は脂質からとるべきだとしています。

脂質は、細胞膜やホルモンの原料にもなりますから、体にとって欠かせないものです。体の免疫力を高めるビタミンを吸収する際にも、脂質が必要になります。脂質の成分は脂肪酸で、そのなかで「体に悪い油」として避けられているのは、**飽和脂肪酸**です。これは、動物の肉や乳製品に含まれている油で、とりすぎによって悪玉コレステロールや脂肪が増加し、生活習慣病につながる恐れがあります。

一方、「体に良い油」として最近注目されているのが、青魚や植物に含まれている**不飽和脂肪酸**です。不飽和脂肪酸は、3つのグループに分けられます。

①オメガ3脂肪酸（青魚、えごま油、亜麻仁油など）
②オメガ6脂肪酸（トウモロコシ油、大豆油、ごま油、サラダ油など）
③オメガ9脂肪酸（菜種油、米油、アーモンドオイル、オリーブオイルなど）

このうち、オメガ9脂肪酸は人間の体でも作り出すことができます。それに対し、オメガ3、6の脂肪酸は、食物からしか摂取できません。そのため必須脂肪酸とされています。

私が毎日欠かさないのは、オメガ3脂肪酸の**えごま油**です。えごま油には、α－リノレン酸という脂肪酸が多く含まれています。

青魚に多く含まれ、頭の働きを良くしたり動脈硬化を予防したりすることが期待されるEPAやDHAも同じオメガ3脂肪酸のグループですが、青魚を毎日食べるよりも、えごま油をスプーン1杯ペロリと舐めるだけのほうが、習慣として取り入れやすいでしょう。

えごま油に含まれるα－リノレン酸の一部は、体の中でEPAやDHAに変換されるので、青魚を食べているのと同じ効果が期待できます。α－リノレン酸は、熱を加えると壊れてしまうので、そのまま摂取するのがポイントです。劣化も早いので、えごま油は小瓶を購入して早めに使い切るようにしてください。

また、量が多すぎると逆効果となりますから、1日スプーン1杯程度で十分でしょう。

えごま油に私が注目したのも、テレビ番組の企画がきっかけでした。島根県のえごま農家の方の血管年齢を調べたところ、驚きの結果になりました。96歳の女性は血管年齢が〝49歳〟、73歳の女性は血管年齢〝25歳〟でした。

実際の年齢と血管年齢の差が数十歳ある方ばかりだったので、飛行機で運んだ測定機械が壊れたかと疑ったぐらいです。中には実際の年齢と血管年齢がほとんど変わらない70代の男性もいたのですが、えごま農家にもかかわらず「えごまが嫌いなので飲まない」とのことでした。

えごま油パワーを実感した私は、東京に戻った翌日から、朝食のヨーグルトにスプーン1杯のえごま油を混ぜて毎日いただいています。

花粉症対策になる柑橘類じゃばら

「**じゃばら**」という柑橘類をご存じでしょうか？　ゆずやかぼすの仲間で、和歌山県の北山村が原産です。

実はこの、じゃばらが、**花粉症**の症状に効果があると言われています。岐阜大学の調査によると、花粉症の症状がある男女15人に、じゃばら果汁5mLを朝、夕2回、2～4週間にわたって摂取してもらったところ、鼻水、くしゃみ、目のかゆみなど、花粉症の症状が改善したというのです。(『臨床免疫・アレルギー科』第50巻第3号〔2008年9月〕)

私も、あるテレビ番組の企画で、花粉症に悩む男女4人に、じゃばらパウダーを毎食スプーン1杯、2週間にわたってとってもらったところ、アレルギーの数値である鼻腔一酸化窒素(NO)濃度が、ある方は67ppbから36ppbに、またある方は64ppbから31ppbに改善し、花粉症の症状も軽くなり、驚きました。

じゃばらの原産地である北山村の方によると、じゃばらは短期間でも花粉症の症状が改善することがあるとのことでした。私たちも東京医科歯科大学、東京家政大学との共同研究として、花粉症に対するじゃばら果皮粉末の有効性に関する臨床試験を行い、その有効性を2021年10月の日本アレルギー学会学術大会で報告しております。

花粉症は、風邪と同じく、仕事のパフォーマンスを下げるやっかいなもの。それなのに、花粉症のシーズンが終わると、「喉元過ぎればなんとやら」で、花粉症のつらさを忘れてしまいます。そのため、つい対策が後手になりがちです。

現在は、シーズンが始まる前から薬を飲み始め、症状を和らげるという対策が一般的ですが、じゃばらを試してみるというのも一つの方法かもしれません。

糖分の多い清涼飲料は体に悪い

ここまでは、私が出会ってほれ込み、頻繁に食べるようになった食材について紹介してきました。

ここからは、話題を変えて「飲み物」について知っておきたいことをまとめておきます。食べ物が体調管理において大切であることは多くの人が知っていることでしょう。その一方で、同様に重要であるのにあまり気にかけている人がいないのが、飲み物です。

液体である飲み物は吸収率が良く、それがメリットにもデメリットにもなります。例えば、脱水症状のあるときは、経口補水液を飲むと、水分と電解質（ナトリウムなどの塩分）を一気に吸収できます。これは明らかにメリットです。風邪で食欲がないときは、汁物やスープなどを口にすれば栄養の吸収も良いでしょう。

ところが、**糖分が多い清涼飲料**となるとデメリットがあります。清涼飲料とは、アルコールを含まない飲料の総称で、炭酸や果実・野菜飲料、コーヒー飲料、ミネラルウォーター、スポーツドリンクなどを含みます。

清涼飲料に使われる甘味料の多くは、ブドウ糖（グルコース）であり、小腸から吸収されて血液中に入り、血糖値を上げます。液体であれば急激に吸収されますから、血管にダメージを与える「血糖値の急上昇」を引き起こしてしまうのです。欧州10カ国、45万人を対象とした大規模調査研究では、1日に2杯、清涼飲料を飲む人は、死亡率が上がるという結果になっていました。この清涼飲料とは、砂糖で味付けされたものの他、人工甘味料を使用したものも含まれていました（JAMA Intern Med. September 3, 2019.）。

私も、米国留学中は、毎日のように清涼飲料を飲んでいましたが、現在はほとんど口にしなくなっています（好きなのですが……）。

2019年に、私のクリニックに喘息で通院されていた飲食店の厨房で働く30代の女性が、暑い厨房での熱中症対策としてスポーツドリンクを大量に飲んでいたところ、糖尿病を発症してしまいました。その後、スポーツドリンクをやめたところ、血糖値は改善しました。

コーヒーは1日3杯！

コーヒーの健康効果については多くの研究があります。

2015年に国立がん研究センター予防研究グループが発表した報告によれば、日本における大規模コホート調査で、コーヒーを1日3～4杯飲む人の死亡リスクは、まったく飲まない人に比べ24％低いことがわかったそうです（Am J Clin Nutr 2015;101:1029-37）。心疾患、脳血管疾患、呼吸器疾患などによる死亡リスクも、同様に有意に下がっています。

コーヒーには、**ポリフェノール**がたっぷりと含まれています。赤ワイン１００gあたりのポリフェノール含有量は２３０㎎ですが、コーヒーも２００㎎と引けを取りません。

ポリフェノールは、そもそも植物の苦み渋みや色素に含まれているものです。赤ワイン、りんごの皮、トマトなどはその色素がポリフェノールですし、加工前のコーヒーの実も、濃い赤色をしています。コーヒーの苦み成分もポリフェノールです。

コーヒーのポリフェノールはクロロゲン酸です。他のポリフェノール同様、活性酸素から体を守る抗酸化作用があります。がん、動脈硬化、心筋梗塞といった病気は活性酸素が関係していることがわかっているので、コーヒーの摂取はこうした生活習慣病の予防につながる可能性があります。

コーヒーに含まれているカフェインの働きは、眠気を覚ます効果だけではありません。血圧低下、炎症の抑制、気管支拡張などの効能も認められています（Chest. 1988 Aug;94(2):386-9.）。１日３杯以上のコーヒーで、喘息発症率が低下するという、呼吸器の医師にとっては喜ばしい研究もあります。

コーヒー摂取と死亡リスク

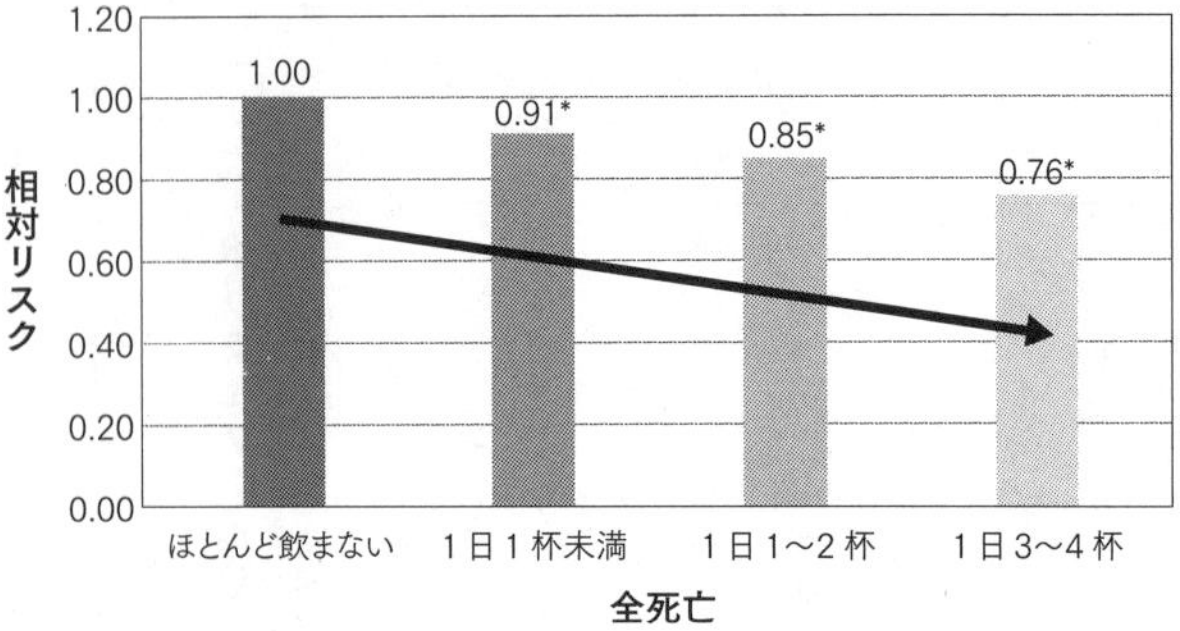

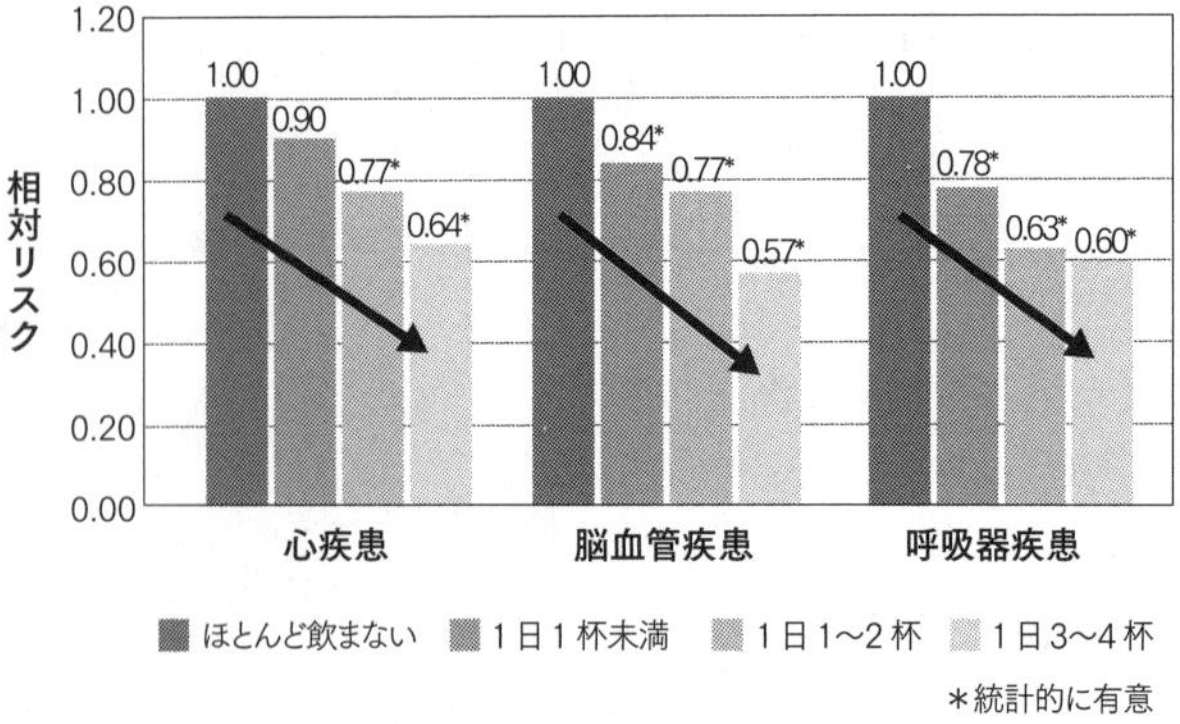

日本における大規模調査では、コーヒーを1日3〜4杯飲む人の死亡リスクは、まったく飲まない人に比べ24％低いという結果になった。心疾患、脳血管疾患、呼吸器疾患の死亡リスクも下がっている。

出典：国立がん研究センター予防研究グループの発表より

「コーヒーを飲んで休憩し、ほっと一息」というリラックス効果も、ストレスを軽減するという体調管理につながるでしょう。

私は、1日3杯コーヒーを飲んでいます。朝食のときに1杯、昼食後に昼寝をする前に1杯、午後に1杯です。カフェインによる覚醒効果が現れるまで20〜30分ほどかかるので、昼寝前に飲むとちょうどいいのです。また、午後遅くに飲むと、夜寝つきが悪くなることがあるので、夕方よりも前に飲むといいでしょう。

なお、ノンカフェインのコーヒーにも、ポリフェノールは含まれているそうです。ですから、カフェインが苦手という方は、ノンカフェインのコーヒーでも、ポリフェノールによる健康効果は得られるので、検討してはいかがでしょうか。

緑茶をこまめに飲んでインフル予防

もう一つ、お勧めしたい飲み物が、**緑茶**です。緑茶のポリフェノールであるカテキンも、健康効果が期待されます。

静岡県立大学と伊藤園が共同で研究を行い、緑茶の成分がインフルエンザウイルスに感染するリスクを下げる可能性が示された、と発表しました。また、カテキンを含んだ緑茶でうがいをすると、インフルエンザ予防になる、という研究も以前からありました（J Altern Complement Med. 2006, 12(7), 669-72)。

1日1～5杯の緑茶を飲むことで、インフルエンザ発症リスクが低下するという研究論文もあります（J Nutr.2011;141:1862-1870.)。

こうした研究結果を踏まえ、私が考案した予防法は、インフルエンザが流行する時期は、診療中にまめに緑茶を飲むというものです。どれくらいまめに飲むかというと、10～15分に1回、ごく少量ですが、緑茶を飲みます。

緑茶を飲んでインフルエンザウイルスが胃に入って大丈夫かという質問をいただくこともありますが、これは問題ありません。なぜなら、喉のインフルエンザウイルスが緑茶によって胃に入れば、胃液で死ぬからです。頻繁に緑茶を口にすれば、喉の乾燥も防げるでしょう。

インフルエンザの流行時期に、ぜひ試してみてください。

無理なダイエットはせずに肥満を解消！

若くても「肥満」がコロナ重症化リスクに

私は、食事でしっかり栄養をとることが、体調不良にならない体を作るために重要だと考えていました。

それは今も変わりません。

特に、無理なダイエットは厳禁です。無理にやせようと食事を制限して、体に必要な栄養が不足してしまうと、免疫力が低下し、結果として風邪をひきやすくなったりしてしまうのです。

ですから私は、「無理なダイエットをするよりも、ちゃんと食べよう」と言い続けてきました。

ところがコロナ禍になり、その考え方は少し変わりました。

というのも、「肥満」であることが、大きなリスクファクターであることが分かったからです。

新型コロナウイルス感染症において重症化リスクの高い方といえば、高齢者、がんや糖尿病、慢性呼吸器疾患、高血圧、心疾患などの持病がある人に加え、**肥満**のある人が挙げられます（厚生労働省『新型コロナウイルス感染症診療の手引き第5・3版』）。

新型コロナのような感染症の流行時期では、太っているだけで命の危険が高まるのですから、体重のコントロールについてもっと意識しなければならないと思うようになりました。

特にそう感じるようになったのは、デルタ株が猛威を振るった第5波です。

それまで、若い方が重症化することはほとんどありませんでしたが、第5波では、20代でもCT（コンピューター断層撮影）をとると両方の肺が真っ白になるほどひどい肺炎になっていることがありました。

私のクリニックで陽性が確認された後、自宅療養中に容態が急変し、ある大学病院の集中治療室（ICU）で人工呼吸管理となった40代の患者さんは、基礎疾患はありませんでしたが、肥満がありました。コロナ発症から5週間以上経過した10月上旬に退院できましたが、後遺症の息切れと咳で苦しんでいらっしゃいます。

このように、若くして重症化した方の多くが、肥満のある人だったのです。

肥満とは、厚生労働省によると、単に体重が多いだけではなく、体脂肪が過剰に蓄積した状態のことを指します。肥満度の判定には、国際的な指標である**ＢＭＩ**（体格指数＝［体重（kg）］÷［身長（ｍ）×身長（ｍ）］）が使われます。日本肥満学会の定義では、ＢＭＩ25以上が「肥満」です。一方、ＷＨＯの基準では、ＢＭＩ30以上が「肥満」となっています。

肥満は高血圧や糖尿病とも関係する

肥満は、**高血圧**や**糖尿病**などの**生活習慣病**と密接に関係しています。太っている若い方は、将来の生活習慣病のリスクが高くなるのです。

コロナで重症化した若い方の中には、実は気が付いていないだけで、すでに糖尿病だった人もいるかもしれない、という見方もあります。ご存じのように初期の糖尿病はほとんど自覚症状がないので、気が付かないうちにそれがコロナ重症化のリスクになっていた可能性は十分に考えられます。

それでは、肥満の影響で血圧が高くなっていたり、血糖値が高くなっている場合、コロナの重症化リスクも高くなるのはなぜでしょうか。

太っていると、それだけ心臓から全身へ血液を送り出すために力が必要になり、血圧が高くなります。日本高血圧学会の『高血圧治療ガイドライン』にも、4kgの減量で収縮期血圧（上の血圧）が4・5㎜Hg下がるという報告（Cochrane Database Syst Rev 2016: CD008274.）や、日本人の肥満者を対象とした研究で、3％以上の減量で有意な降圧が示された報告（Obes Res Clin Pract 2014; 8: e466-e475.）が記載されています。

そして詳しい仕組みはまだ分かっていませんが、高血圧によって血管や臓器が傷んでいるところに、新型コロナに感染することでさらなる負担がかかることが、重症化につながるのではないかといわれています。

また、中高年になると**内臓脂肪**が増えやすくなり、「**内臓脂肪型肥満**」になるとそれが血糖値の上昇につながることが分かっています。血液中の糖の濃度が上がると、細い血管の中で血液の流れが悪くなり、白血球などの免疫細胞が血液中を移動する際の妨げになって感染部位に到達しにくくなることで、免疫力が落ちると考えられています。そのため、糖尿病になるとコロナ重症化リスクも上がってしまうのです。

そして、新型コロナによる肺炎になって横になっているときに、太っていると肺が十分に膨らまず、それが重症化につながるということも考えられます。肺は風船のように膨らんだりしぼんだりするものですが、全身についた脂肪が邪魔になって、肺を膨らませるのにかなりのエネルギーが必要になるのではないか、ということです。肺が膨らみづらければ、それだけ酸素飽和度が落ちやすくなり、重症化しやすくなるでしょう。

三食しっかり食べながらやせるには？

こういった理由から、肥満そのものを解消することが、コロナに負けない体を作ることに直結すると考えるようになりました。

もちろん、無理なダイエットは禁物です。絶食して体重を減らしても、免疫力が低下してしまっては意味がありません。

むしろ三食しっかり食べて、間食はあまりしないようにして、暴飲暴食を避けることで体重を落としていきましょう。

栄養のバランスを考えるなら、和食がお勧めです。三食とも和食でもいいでしょう。

そして、食事のときに食べる順番に気をつけることで、血糖値の上昇が防げます。というのも、いきなりご飯やパンなどの主食を食べると、血糖値が急上昇しやすいのです。最初に食べるのは、サラダなどの野菜や、味噌汁などの汁物にして、それから肉や魚などのおかず、最後に主食という順番にすると、血糖値の上昇を抑えられます。

肥満を解消すれば、高血圧や糖尿病などの生活習慣病のリスクも下げることができます。これだけメリットが大きいのですから、ぜひ食事の改善に取り組みましょう。

そして、食事と同様に効果があるのが運動です。肥満の解消にも効果が期待できる運動については、第6章でまとめてお話ししましょう。

宴会でのカロリーオーバーは心配ない？

私も50代なので、体重維持のために摂取カロリーは気にしています。六大栄養素をバランス良くとりつつ、カロリーオーバーにならないよう注意しているのです。

一方で、年末年始は、忘年会・新年会と、どうしても宴会が続いてしまいます。そのような時期は、どうしてもカロリーオーバーしてしまい、体重が増えてしまうこともあるでしょう。

「ダイエットしなければ……」と焦る人も多いかもしれませんが、それほど気にしなくても大丈夫です。一時的なカロリーオーバーは、身体が適応してくれるからです（Am J Physiol Endocrinol Metab. 2019 Jun 1;316(6):E1061-E1070.）。

人間の体には、恒常性（ホメオスタシス）という性質があり、外部環境の変化や食べ物の影響にかかわらず、生理的状態を一定に保とうとする仕組みがあるのです。ですから、一時的に体重が増えても、しばらくすると元に戻ります。

ただし、カロリーオーバーが当たり前の状態が続くと、今度はそれが体にとっての恒常的な状態になってしまい、体重が戻らなくなります。毎日、入浴前などに体重計に乗って確認し、体重がなかなか戻らないときは、きちんとカロリーコントロールするようにしましょう。

花粉症を根本から治す「舌下免疫療法」

花粉症は、日本人にとって「体調が悪い」と感じる大きな原因となっています。呼吸器内科が専門である私のクリニックにも、毎年大勢の花粉症に悩む患者さんが来院されます。花粉症には50種類以上あるといわれていますが、その多くはスギ花粉症です。対策としてマスクを使用している方も多いでしょう。その他、手洗いや洗顔、眼鏡、空気清浄機の利用も一定の効果があります。

花粉が本格的に飛び始めるのは、だいたい2月中旬以降です。しかし、気づかないだけで、1月ごろから少しずつ花粉は飛んでいます。この、本格的に飛び始める前の段階から薬を使うことで、鼻水や目のかゆみなどの症状を、結果として軽くすることができます。医師に相談して、飲み薬、点鼻薬、目薬などを処方してもらってください。

そして、スギ花粉症を根本から治すと期待されているのが、「舌下《ぜっか》免疫療法」です。これまでのような、対症療法としての薬ではなく、体にスギ花粉の「抗原」を入れて慣れさせることでアレルギー反応が起きないようにする「免疫療法」です。

舌下免疫療法では、スギ花粉エキスから生成された錠剤を1日1回、舌の下に置き、口の粘膜から吸収します。薬は3～5年使い続けることが推奨されていますが、9割の方が1年目から効果を感じています。

一つ難点があるとすれば、舌下免疫療法は、スギ花粉が飛ばないシーズンに開始しなければならないということです。つまり、シーズンオフである6～11月に始めなければならないのです。

たいていの人は、花粉症の真っ最中に「今、この症状をなんとかしたい！」と思うでしょう。そうではなく、次のシーズンに花粉症のつらさを低減させるために治療を行うというのは、ちょっとモチベーションが上がらないかもしれません。

もし、毎年、花粉症の症状がひどくて仕事にならない、というのであれば、根本的に治療するための舌下免疫療法を検討するのもいいかもしれません。

私自身、スギ花粉の舌下免疫療法を行い、花粉症が極めて軽くなり、快適な春を過ごしております。また、スギ花粉以外にも、ダニのアレルギー性鼻炎についても、舌下免疫療法で治療できるようになりました。今後、舌下免疫療法は、そのほかの抗原（ゴキブリ・ガなど）に対するアレルギー発症を防ぐ効果もある可能性があり、学会で注目されています。

抗アレルギー薬と点鼻ステロイドを使用しても花粉症が改善せず、スギに対するＩｇＥ

抗体高値の重症花粉症の患者さんには、2020年のスギ花粉症のシーズンから生物学的製剤「オマリズマブ」（商品名ゾレア）の使用が保険適用になりました。難治性喘息では10年前から使用されておりますので、とても有効で安全な注射薬です。2～4月までの花粉症シーズンに、月1～2回注射をすることで劇的につらい花粉症を抑えられますが、高価な薬で、保険3割負担でも、平均1～2万円程度かかってしまいます。

根本的治療は舌下免疫療法ですが、シーズンオフである6～11月に舌下免疫療法を開始できなかった方にとっては、今シーズンはゾレア注射で乗り切り、その後、舌下免疫療法を検討していただく価値はあると考えています。

第5章

忙しくて眠れなくても、やってはいけない習慣

睡眠不足、週末の寝だめが招くリスク

働き盛りの世代は半数が睡眠不足？

睡眠の重要性は、今さら私が指摘することもなく、みなさまがよくご存じのことだと思います。

仕事が忙しく、睡眠不足の日が続いて体調を崩してしまった、という経験は多くの方にあるでしょう。疲労回復のために最も重要なのが睡眠であり、ちゃんと眠らないと免疫力が低下し、風邪をひきやすくなるのはすでにお話しした通りです。

睡眠によって、肉体的な疲労だけでなく、精神的な疲労も解消されなければ、体は万全の状態にはなりません。脳は眠っているときに〝整理〟され、新たな活動に備えます。睡眠不足の状態では、いまいち頭がスッキリせず、仕事をしてもミスが多くなるのはそのためです。

「睡眠時間が短くても平気でいられるようなサプリはないですか？」といった質問を受け

働き盛りの40代の睡眠時間は半数が6時間未満

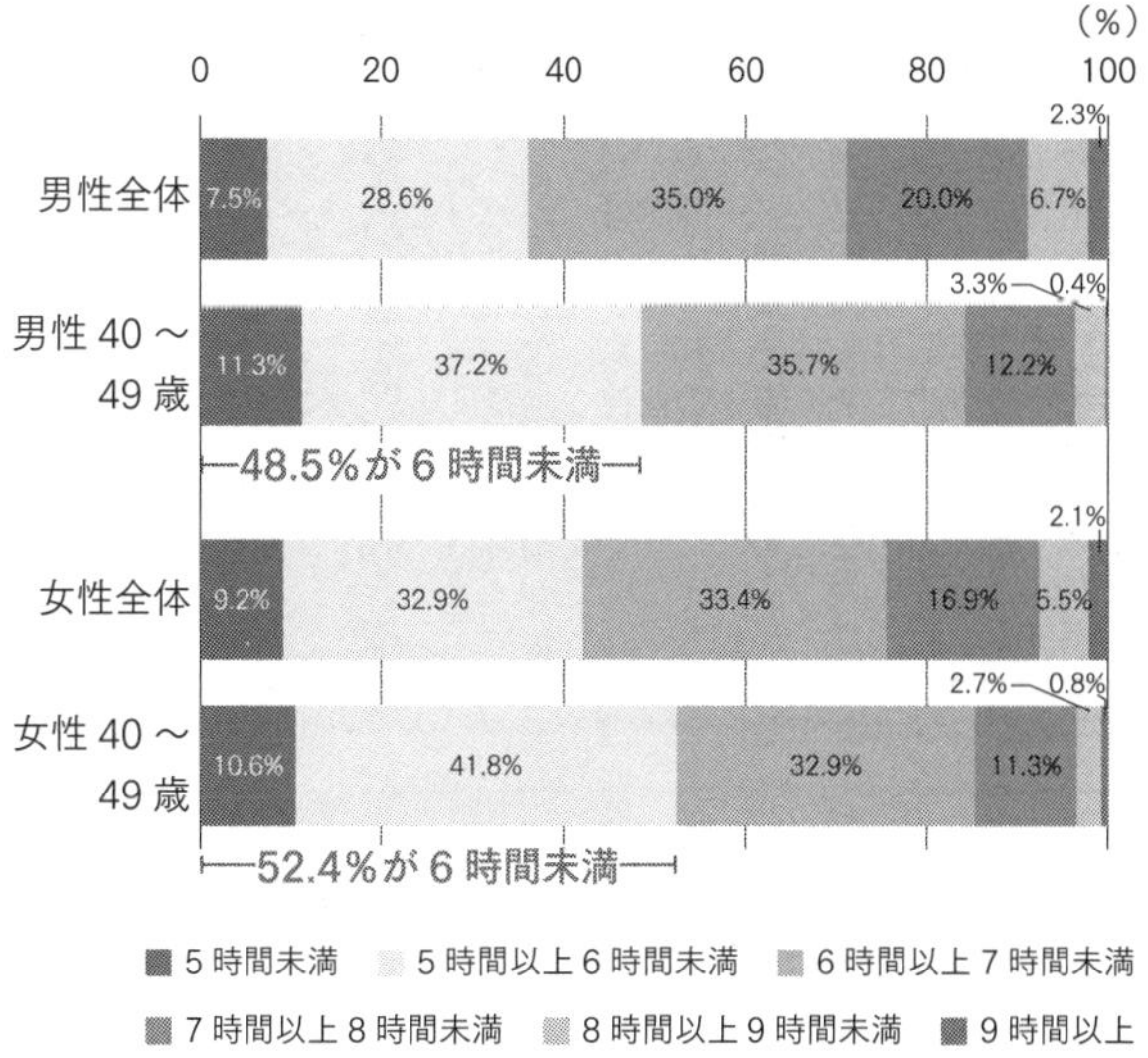

出典：厚生労働省「国民健康・栄養調査」

ることもありますが、残念ながらありません。眠ることが心身にとって最良の〝薬〟なのです。

私は毎日の睡眠時間が6時間を切らないよう注意しています。そのうえで、15分程度の昼寝を欠かさないようにしています。これは、忙しくて時間がないという方にとって、最低限のラインではないかと考えています。

ところが、厚生労働省の「国民健康・栄養調査」（2017年）によると、1日の平均睡眠時間が6時間未満の人の割合は、男女とも**40代**が最も多く、5割前後に達しているのです。まさに、働き盛りの世代だからこそでしょう。

もし、6時間の睡眠時間が確保できず、体調が良くないという状態が続くのであれば、生活全般を見直したほうがいいかもしれません。

「週末の寝だめ」が体調不良を招く

体調管理のためには睡眠が重要だとわかっていても、「仕事が忙しいんだから、睡眠時間が確保できなくても仕方がないじゃないか」と思うかもしれませんが、それは違います。実は、睡眠習慣の改善のためにできることがいくつかあるのです。

その一つが、**週末の寝だめ**をやめること。

「えっ休みの日ぐらいゆっくり寝させてくれよ」という声が聞こえてきそうですが、週末に好きなだけ眠っている生活を送っているせいで、体に不都合なことが起きてしまうのです。

平日は寝不足という人が、休日にその分を取り返そうと、朝いつまでも眠っているという生活を送っていると、体にどのようなことが起こるでしょうか。いつ眠りにつき、いつ目覚めるのか、という睡眠パターンが、平日と休日で差ができてしまいます。このような差ができることを、**「ソーシャル・ジェットラグ」**つまり、「社会的な時差ぼけ」というのです。

海外旅行などで時差のある地域に行くと、昼間に急に眠くなったり、夜になっても眠れなかったり、ということがあります。これがご存じ、時差ぼけです。週末に寝だめする生活を送っていると、別に海外に行かなくても時差ぼけが起こってしまいます。それが社会的時差ぼけです。

「明日は休みの日だから、今日は遅くまで起きていよう」と、休みの前日に夜更かしすることもあるでしょう。その結果、休日に起きるのがさらに遅くなり、午前中はほとんど眠っている、なんていうことも……。すると、社会的時差ぼけはさらにひどくなります。

社会的時差ぼけを起こさないためには、平日と休日で睡眠パターンを変えないことが大切です。遅く寝て遅く起きると、体内時計が〝夜型〟へとシフトします。それを、平日になるとまた〝朝型〟に戻すという生活を送っていると、体に対する負担も大きくなります。

どうしても平日に睡眠時間が確保できないという方は、休日の朝には1時間程度、長く眠るのにとどめておいたほうがいいでしょう。「休みの日は好きなだけ長く眠る」というのは、体調不良の原因になります。

また、体内時計を狂わさないためには、休日の朝に起きてカーテンを開け、日の光を浴びることも大切です。寝不足を感じたら、1時間ぐらいの長めの昼寝を休日にとるのもいいでしょう。

糖尿病、メタボ、動脈硬化のリスクも上昇

睡眠不足を週末の寝だめによって解消しようとすると、体に大きな負担がかかります。それは、さまざまな研究によって明らかになっています。

アムステルダム自由大学医療センターの研究によると、睡眠時間と代謝の関係を調べたところ、寝不足でも、寝すぎでも、代謝が低下して糖尿病や**メタボリックシンドローム**のリスクが高まることがわかりました（J Clin Endocrinol Metab. 2016 Sep;101(9):3272-80.）。寝不足あるいは寝すぎの状態だと、インスリンによって血糖値を下げる働きが悪くなり、メタボになってしまう可能性があります。

また、コロラド大学の研究では、睡眠不足の解消のために週末に寝だめしても、代謝の低下は改善されない、という結論になりました（Curr Biol. 2019 Mar 18;29(6):957-967.e4.）。この研究では、睡眠が十分なグループ、常に睡眠不足のグループ、そして平日は睡

眠不足で週末には長く寝るグループに分けたところ、週末に長く寝るグループでもインスリンの働きの低下は防げなかったというわけです。

さらに、別の研究では、社会的時差ぼけによって糖尿病だけでなく、動脈硬化による心血管疾患のリスクも高まる可能性があるとされています（J Clin Endocrinol Metab. 2015 Dec;100(12):4612-20.）。

睡眠不足や週末の寝だめは、単に体調不良という短期的な問題だけでなく、糖尿病や動脈硬化という長期的な問題も引き起こします。人生１００年時代と言われるなか、できるだけ現役でいるためにも、体にいい睡眠習慣を身につけていただけたらと思います。

スマホだけじゃない、快眠を妨げる光

深刻な不眠の4つのタイプ

睡眠不足で悩んでいるのは、何も仕事が忙しくて寝不足という方だけではありません。夜、眠りたくても眠れないという方もいます。そうした睡眠の問題が1カ月以上続き、日中の生活に不都合が生じた場合、「**不眠症**」と診断されます。

不眠症には、寝つきが悪くなる「**入眠障害**」、眠りが浅くて途中で目が覚める「**中途覚醒**」、早朝に目が覚めてしまう「**早朝覚醒**」、ぐっすり眠れたという感覚が得られない「**熟眠障害**」という4つのタイプがあります。そして、不眠症になる原因は、ストレスや、うつ病などの心の病気、あるいは呼吸器疾患による咳など、さまざまです。

不眠専門の外来のある病院に行き、医師に相談し、場合によっては睡眠導入剤を処方してもらうのも、もちろん選択肢の一つです。ただ、それ以前に、睡眠のリズムを整えるために試してみてほしいことがあります。

それは、寝る時間の30分くらい前になったら、それ以降はスマートフォンもテレビもパソコンの画面も見ないようにすることです。すでに第3章でお伝えしたように、スマートフォンの画面などから出る**ブルーライト**が、脳を覚醒させ、寝つきを悪くしてしまうのです。ようやく寝る準備もできたから、スマートフォンでゆっくりニュースやSNSを見よう、あるいはメールの返信をしよう、と思ってやっている方も多いでしょう。ですが、それが睡眠の質を下げてしまいます。

これは、スマートフォンやパソコン、インターネットが普及した現代ならではの問題で、気をつけなければなりません。

「夜に浴びる光」の怖い効果

そもそも、現代人は不自然な光の浴び方をしています。昔は、日の光が出ている昼間は明るく、夜は暗いのが当たり前でした。それが、電灯によって夜でも明るい光の下で生活できるようになっただけでなく、スマートフォンのように、便利だけれども寝つきを悪くしてしまうものまで登場したのです。

現代人の光の浴び方が、健康にどのような影響を与えるのかについて調査した、興味深

寝るときは電気を消して暗くする

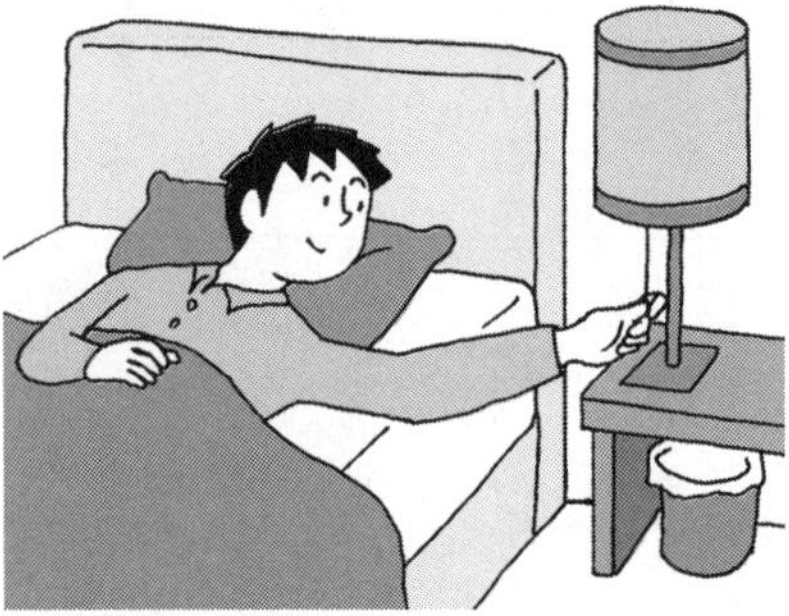

電気をつけたまま明るくして寝るとうつ症状が増加するという研究がある。

い研究があります。それが、奈良県立医科大学が行っている「平城京コホートスタディ」です。

平城京コホートスタディは、いくつかの論文になっています。例えば、日常生活で浴びている光の量と肥満リスクの関係についての論文では、夜間に浴びる光が多く、朝に浴びる光が少なくなると、肥満を招く恐れがあるという結論になっています（J Clin Endocrinol Metab. 2016 Sep;101(9):3539-47.）。

また、同じ平城京コホートスタディから、寝室を夜間は暗く保つことの重要性もわかっています。寝室でライトをつけて明るくして寝ていると、うつ症状が増加するというのです（J Affect Disord. 2013 Oct;151(1):331-6.）。寝室は小さいライトをつけるなどして少し明るくして寝ているという方もいるかもしれませんが、実は暗ければ暗いほどいいそうです。そのため、私は必ず寝室は真っ暗にして寝るようにしています。

寝ても取れない疲れの原因は「いびき」

睡眠時無呼吸症候群には「CPAP」

朝、目が覚めたときに、「どうも疲れが取れていないな……」と感じたことはないでしょうか。この症状は、不眠症のうち、「熟眠障害」に該当します。

仕事が忙しくて疲れがたまっている場合に、十分な睡眠時間がとれないと、疲労が回復できたと思えないこともあるでしょう。ただ、それ以外にも、病気が原因で熟眠障害になってしまっていることがあります。

原因としてよくあるのが、「**睡眠時無呼吸症候群**」です。睡眠時無呼吸症候群とは、夜、寝ているときに、いびきがひどくて呼吸が止まった状態が頻発し、睡眠の質が著しく低下した結果、日中に極度の眠気を感じるというものです。

いびきをかいている人がいると、「よく寝ているな」と思うかもしれませんが、実はその逆だったのです。

いびきとは、気道が狭くなっている状態で呼吸するときに聞こえる、空気が通る音のこと。気道が狭い状態で呼吸をしていると、呼吸を調整している自律神経に負担がかかります。その結果、寝ても体の疲れが取れないのです。

朝、目が覚めても疲れが取れないという方は、家族の方などに、自分のいびきがどれぐらいなのか尋ねてみてください。また、いびきを録音するスマートフォンのアプリを活用するのもいいでしょう。もし、いびきがひどい場合は、睡眠時無呼吸症候群の可能性があるので、専門の外来がある医療機関を受診してください。

睡眠時無呼吸症候群は、肥満の方のほうがなりやすいというイメージがあるかもしれません。確かに、日本人の睡眠時無呼吸症候群の3分の2は肥満の方です。肥満に伴って、喉の周囲に脂肪がついているために気道が狭くなってしまうのです。残りの3分の1の方は肥満ではなく、小顎《しょうがく》など骨格の問題で、夜間に舌根が気道に落ち込み、気道が閉塞されてしまうのです。

睡眠時無呼吸症候群で、それも中等症から重症と診断されたら、その改善のために、「持続陽圧呼吸療法」、通称CPAP（シーパップ）を導入します。CPAPとは、睡眠時に鼻マスクを装着して、専用の機器から圧を加えた空気をエアチューブを通して送り込むことで気道を広げ、空気の通りを良くします。すると、夜、眠っているときの呼吸が楽になり、疲れが取れるようになるのです。

ＣＰＡＰは効果の高い治療法です。慣れるまでは少し面倒かもしれませんが、うまく治療が軌道に乗ると、昼の眠気がなくなり、仕事の効率が良くなり、国内出張や海外出張にまで機器を持参する方も多いのです。ＣＰＡＰの機器は、数年単位で改良されており、小型で持ち運びも可能になり、さらに作動する音も静かになりました。

睡眠時無呼吸症候群で軽症の場合は、スリープスプリントという専用のマウスピースを装着します。寝ている間に下顎《したあご》が数ミリ前に出されますので、舌根が引き上げられ、気道が広がり、空気の通りが良くなって無呼吸が改善されるのです。

枕の高さも重要です。高すぎる枕は寝ている間に喉が窮屈になってしまうので気道が狭くなり、いびきや無呼吸の原因になります。一時しのぎとして、横向きで寝れば、仰向けよりも気道が広がります。仰向けですと喉についた脂肪が重力の方向に落下して気道が狭くなりますが、横向きだとその影響がなくなるからです。

このように、重症度に応じて治療法がありますので、いびきがひどくて疲れが取れないという方は、まずは睡眠時無呼吸症候群の検査を行うことをお勧めします。

安眠のためのルーティーンを見つける

自分ならではの「安眠法」は何か？

より良い睡眠のためには、自分流の安眠法を工夫することも大切です。

誰しも、「ストレッチをするとよく眠れる」「このアロマをかぐとリラックスできる」といったものがあるでしょう。ですから、自分ならではのポイントを見つけることが重要なのです。それをルーティーンとして取り入れれば、体調管理においてこれほど役に立つものはありません。ぜひ、ご自分に合った〝スリープセレモニー〟を確立してください。

私がやっている工夫は、すでにお話ししたように、寝る1～2時間前にお風呂に入り、30分前以降はスマートフォンやパソコン、テレビの画面は見ない。寝室はなるべく暗くする。朝、起きたらカーテンを開けて日の光を浴びる。平日と週末で睡眠のリズムを変えない、などです。いずれも簡単にできるものばかりなので、参考にしていただければと思います。

ストレスは解消すべきだが……寝酒はNG！

また、他にも、安眠のためにできることがあります。例えば、適度に運動すること、そして、自分なりのストレス解消法を見つけることです。私の運動法については次の章で解説しますが、ほどよい肉体的な疲労は心地よい眠りをもたらしてくれるので、眠りたいのに寝つきが悪いという方は、体を動かす習慣を身につけるといいでしょう。

ストレスは睡眠にとっても大敵ですから、読書や音楽、あるいは旅行など、自分が気分転換できる趣味を見つけて、ストレスをためないようにしましょう。適度に息抜きすれば、毎日の睡眠も質が良くなってくるはずです。

ただ、「自分のストレス解消法は、お酒を飲むこと」という方は注意が必要です。なぜなら、アルコールには覚醒効果があり、睡眠の質を下げてしまうからです。

「いや、寝る前にお酒を飲むと、ぐっすり眠れるでしょう？」と思うかもしれませんが、それは間違いです。

というのも、確かに**寝酒**によって寝つきが良くなったように感じるかもしれませんが、その効果は短時間しか続きません。寝酒をしてから眠ると、眠りが浅くなって、中途覚醒や早朝覚醒が増えてしまうのです。また、寝酒の効果を得ようとして、どんどん酒量が増えてしまうと、やがてアルコール依存症になってしまう恐れもあります。

お酒が好きで、ワインや日本酒を飲むことが趣味という方もいらっしゃるでしょう。食事と合わせて楽しく飲むのは、もちろんかまいません。ストレス解消になって、生活にめりはりも出ます。ただ、寝つきを良くしたくて寝酒をするというのは、絶対に避けてください。

コロナ禍で運動不足から不眠に

コロナ禍になってから、ぐっすり眠れなくなった、という方もいらっしゃるかもしれません。

未知のウイルスに感染する不安にさいなまれながら日々を過ごしていては、ストレスから不眠になってもおかしくありません。

感染拡大が収まり、外出しやすくなることでストレスが軽減し、またこれまでのように眠れるようになるといいのですが……。

コロナ禍で睡眠に問題が起きた方の中には、運動不足がその原因であることもしばしばです。

不要不急の外出が自粛され、仕事はご自宅でテレワーク。スポーツクラブでも感染の可能性が指摘されたことから、運動する機会もめっきり減りました。

通勤や通学が、それほど運動になっていたとは、と驚いた方も多いでしょう。

感染拡大が落ち着いたことで、学校はほぼ再開されたようですが、会社については、引き続きテレワークを活用するところもあるようです。となると、運動不足をどう解消するかということも、多くの人にとって考えなくてはならない問題といえるでしょう。

運動は習慣的に行うことが重要ですので、自分が楽しく続けられるものを見つけることが大切です。次の第6章では、ウィズ・コロナ時代の運動について考えていきましょう。

快適な環境を作るために「空気清浄機」も活躍

私の専門は、呼吸器内科です。ですので、「空気」については、まさにオタクです。空気清浄機は、クリニックに3台、そして自宅に4台置いています。

空気清浄機については、興味深い研究があります。中国の上海で健康な大学生55人を2つのグループに分け、一方は空気清浄機とともに寮で生活し、もう一方は偽物の空気清浄機とともに生活を送りました。すると、空気清浄機がある環境で生活したグループのほうが、ストレスホルモンが低下したということです（Circulation.2017Aug15;136(7)：618-627.）。

私も、空気清浄機の有効性について、東京医科歯科大学との共同研究で臨床試験を行いました。喘息の患者さん50名を対象とし、その結果は日米の呼吸器学会で２０１８年に発表しました。

さすがに空気オタクでないみなさまが家の中に空気清浄機を4台も置くことは難しいでしょうから、せめて寝室に1台置くことは検討していただけたらと思います。というのも、寝室は家の中でも滞在時間が長く、影響が大きいからです。快眠のためには寝室を暗くしたほうがいい、と先ほど説明しましたが、空気清浄機も利用して、寝室を快適に保つことが重要だと感じています。

第6章

コロナに打ち勝つ「ウォーキング」のやり方

なぜ、「ウォーキング」がいいのか？

新型コロナは「運動」のあり方を一変させた

ウィズ・コロナ時代になると、体調管理のためには「**運動**」がこれまでより重要になります。

きちんと体調が管理できている人の多くが、何らかの運動習慣を持っています。ですから、忙しくても続けられるような、自分ならではの体を動かすやり方を見つけておくことが大切です。

コロナ禍で多くの人が運動不足になり、体調に不安を覚えるようになったのは、新型コロナによってさまざまな行動の制限があったからです。

スポーツクラブでの「**クラスター感染**」が報道されると、これまでスポーツクラブで体を動かす習慣を身につけていた方たちが行き場を失いました。スポーツクラブでは、トレッドミル（ランニングマシン）で走ったり、フィットネスバイクをこいだり、マシンで筋トレを行う分にはそれほど感染リスクは高くありません。しかし、換気の悪い空間に人が密集すると、やはりうつりやすくなります。特に、更衣室での着替えが原因でクラスター感染が起こっているようでした。

私は体調管理のために、スポーツクラブでよく泳いでいました。水泳は全身の筋肉を使うので、短時間でも効率よく体を動かすことができます。風邪のひきはじめにはいつも、プールで5分泳いで、免疫力を上げていました。そうすることで風邪の悪化を防いでいたのです。

しかし、コロナ禍以降、私は泳ぐことをやめてしまいました。スポーツクラブのプールはもちろん消毒されているので、感染することはありません。しかしやはり、更衣室などでのリスクがあります。私が感染してしまったら、クリニックで診察しなければならない患者さんにご迷惑がかかるので、水泳はもっと感染が落ち着いてからと思っております。

ランニングが趣味という方も、コロナ禍で困ったことでしょう。何しろ、マスクをしたまま走ると非常に苦しくなります。当初は、マスクをせずに走っている人がいると、「あんなにハァハァいいながら走って、ウイルスが飛び散ったらどうするんだ」と怪訝な顔をする人もいました。

しかし、屋外でジョギングやランニングをするときにマスクはすべきではない、とWH

Oが見解を出していますし、日本感染症学会も「ジョギング時のマスクは必ずしも必要ない」と提言しています。

なぜ「マスクせずに走るのはマナー違反」のような誤解が広まったのかというと、オランダとベルギーの大学の共同研究で、ジョギングのときの飛沫が気流に乗って10メートル後方にいる人にも届く恐れがあるという結果を発表したことも関係しています。この研究では、コンピューターシミュレーションの画像も公開されたのですが、後で「あまり正確ではない」と批判を受けました。

実際、黙々と走っているランナーから飛沫がそこまで遠くに飛ぶとは考えられず、感染のリスクが高まるとはいえません。

ただ、日本の都市部に限っていうと、ランナーと歩行者が同じ歩道を利用していて、歩いている人のすぐそばをジョギングしている人がすり抜けるということも頻繁に起こります。そうなると、不安に思う人も多いでしょうから、どうせ走るなら時間帯に注意したり、歩行者の多いルートは避けるなど配慮したほうがいいかもしれません。

日本の政治家はなぜコロナ感染者が少なかった?

私はコロナ禍において、水泳に代わる運動を何にすればいいのか考えました。そうして思い至ったのが、「**ウォーキング**」です。ウォーキングこそ、感染症が拡大している時期でも取り組めて、体調管理に最適な運動ではないか、という結論になったのです。

私の恩師である東京医科歯科大学前学長の吉澤靖之先生は、40代までは週末に趣味でスカッシュをされていました。それが50代になってからは、毎日早朝に大学のある御茶ノ水から上野公園周辺をウォーキングするようになりました。当時30代だった私は、生意気にもウォーキングよりジョギングか水泳のほうがいいのではと考えていましたが、今では考えを改めました。

2020年の秋に吉澤先生から、「日本の政治家は高齢者が多く、国会などは三密状態なのに、なぜコロナ感染者が少ないのか。その理由の一つは、おそらくウォーキングにある」と指摘されて驚きました。

特に、日本の政治家のうち指導層にはほとんど新型コロナにかかった人はいません。これは、英国のジョンソン首相や、米国のトランプ前大統領が感染してしまったのとは大違いです。

日本の政治家は、コロナに感染しないように守られた環境で生活していたからではないか、と思う方もいらっしゃるかもしれません。しかし、それよりも私は、感染しないよう、運動によって体調を整えていたことのほうが大きいと予想しています。

というのも、菅義偉前首相は、**毎朝ウォーキングをしていた**ことで有名です。報道では、「パンケーキ好き」というのもニュースになっていましたが、日課のウォーキングについても報じられていました。

菅さんは、毎朝6時40分から、**40分**にわたってウォーキングを行っていたそうです。これは首相になる前からの習慣で、「健康管理はもちろん、頭をリセットして物事を整理する時間です」と述べています。

こうした習慣は、実は菅さんだけのものではなく、日本の政治家に広く定着しているようです。岸田文雄首相を支える官房長官になった松野博一さんは、自身のホームページに掲載したエッセイにこんなことを書いています。

「(政治家は)遅くとも6時には起きていなければならないし、健康のためウォーキングをしている議員も多く、宿舎の周りは5時過ぎには、帽子を被って首にタオルを巻き、トレーニングウェアを着込んだ議員だらけになる」

毎晩料亭で夜通し宴会をやっているようなイメージは大昔のもので、今時の政治家は50歳を過ぎたら健康第一。お酒も乾杯のビールに口をつけたら、あとはウーロン茶という人も多いのだそうです。

ウォーキングのいいところは、年を取っても自分のペースで行えるところでしょう。特に何か道具が必要なわけでもなく、手軽に始められます。感染症が流行しているときには、マスクをしながらウォーキングを行っても息が苦しくなることはありません。

運動としてのウォーキングは、しっかり腕を振る

運動としてウォーキングをやるならば、腕をしっかり振って「早歩き」をしつつ、歩幅も大きくとります。

とはいえ、歩幅は人によって異なりますよね。どれぐらいの歩幅にすればいいのか、と思うかもしれません。

おおよその目安としては、**歩幅は身長の45〜50％**くらいの長さになるといいそうです。身長１７０㎝の人であれば、76・5〜85㎝ということになります。１５０㎝の人であれば、67・5〜75㎝です。実際にこの目安の歩幅で歩いてみると、結構大またになり、息が上が

りやすくなるかもしれません。

そして、ウォーキングは、**1日に30分**ほどやるのが目安になります。この30分というのは続けてやる必要はなく、朝10分、昼10分、夕方10分のように分割してもいいのです。

例えば、朝出勤するときに、駅まで10分を、しっかり腕を振って大またで早歩きする。お昼には、ランチ休みに10分、同様に歩く。そして夕方、駅から自宅に帰るときも10分早歩き。これで合計、30分です。

これなら続けやすそうですよね。

歩幅は身長の45～50%で

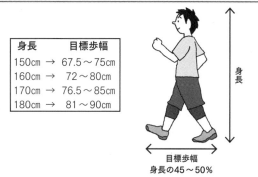

身長		目標歩幅
150cm	→	67.5～75cm
160cm	→	72～80cm
170cm	→	76.5～85cm
180cm	→	81～90cm

運動として行うウォーキングの場合、目標とする歩幅は自分の身長の45～50%にするとよい。

1日30分を10分ずつに分割してもOK

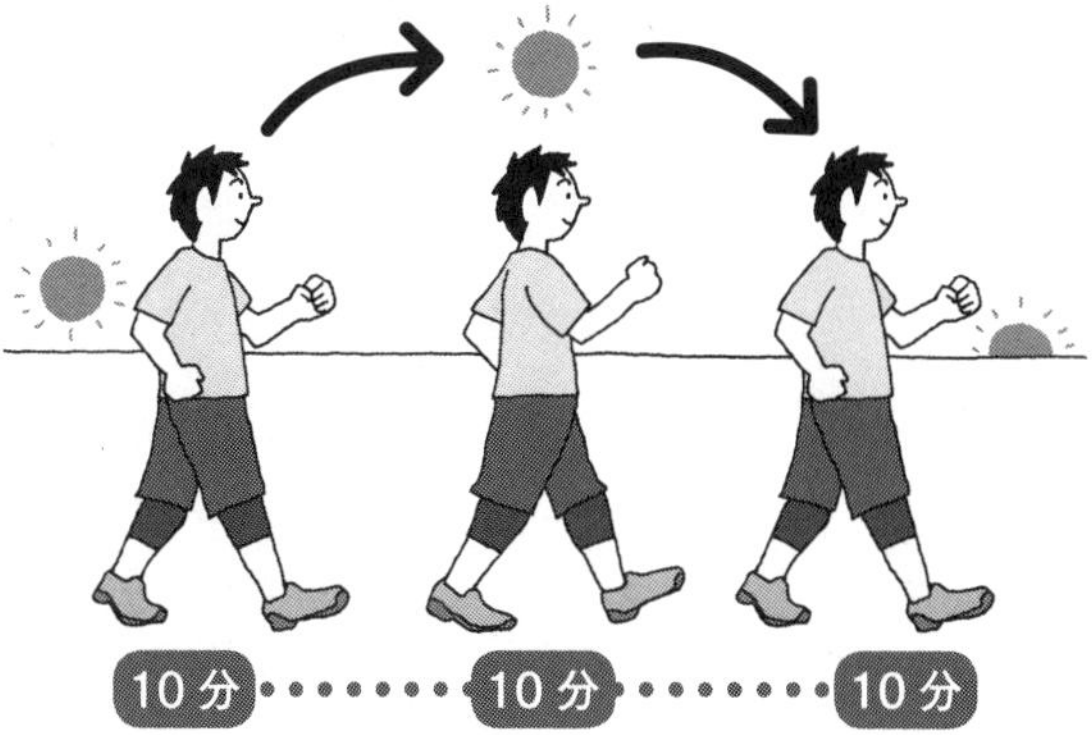

ウォーキングは分割して行ってもまとめて行っても効果は変わらない。

どうやって運動の習慣を定着させるか

理想は週3日の運動！

コロナ以前、私は**週に3日**の運動を目標にしていました。

週末の2日と、平日の1日で、合わせて3日です。ただ、どうしても平日は時間がとれなかったり、週末に学会や研究会が入ってしまって、週に2日となる場合が多かったというのが実際のところです。

運動のメニューとしては、スポーツクラブでの水泳、トレッドミルでのジョギング、そしてちょっと気分を変えて「暗闇ボクシング」の3種類でした。暗闇ボクシングとは、真っ暗にしたボクシングスタジオで、音楽に合わせて体を思いっきり動かしながら、ボクシングエクササイズを行うものです。

私は水泳が好きなのですが、ずっと同じ種目だと飽きてしまうので、トレッドミルでのジョギングも頻繁に行っていました。また、暗闇ボクシングは、気分転換にはもってこいです。

もちろん、ずっと同じ種目に取り組みたい方はそれでもいいでしょう。例えば、マラソンが趣味で、大会にも出るという方は、運動の時間はすべてランニングに注ぎ込んでもOKです。ただ私のように、体調管理と将来の健康のために運動を続けるのであれば、なるべく自分が続けやすいように種目を組み合わせるのがいいと思います。

ちなみに、呼吸器内科医としてアドバイスしたいのですが、ランニングを習慣的に行う場合は、走る場所の交通量についても気をつけましょう。交通量が多いところで運動すると、排気ガスなどが原因となって心肺機能に悪影響を及ぼす可能性があるのです。

交通量の多い環境での運動で排気ガスなどを浴びていると、肺機能が低下してCOPDなどになったり、虚血性心疾患などの心臓の病気のリスクも上がるという研究があります(Lancet. 2018 Jan 27;391(10118):339-349.)。

コロナ禍以降、私はスポーツクラブでの水泳とジョギングをやめ、ウォーキングに切り替えました。

すでにお話ししたように、私は平日のお昼休みに10～15分ほど散歩をしています。これは、日の光を浴びてビタミンDの生成を促したり、リラックスや、体をほぐして血行を良くしたり、食後の血糖値の上昇を抑えることを目的にしています。夕食後も、食後の高血糖を抑えるためにウォーキングをするようになりました。寒い季節になってからは、自宅にあるルームランナー（トレッドミル）を利用してテレビを見ながらウォーキングを行っています。10年前に3万円ほどで購入したルームランナーですが、今考えるとコストパフォーマンスの良い買い物だったと感じております。

これに加えて、週末には1時間ほど、しっかりウォーキングを行うことにしました。なるべく早歩きで、腕を大きく振って、少し遠くまで足を延ばしてウォーキングしているのです。これが運動不足の解消に役立っており、夜もぐっすり眠れると感じています。

暗闇ボクシングは、これもちょっと密閉された空間が心配なので、家でテレビゲームの「フィットネスボクシング」を娘と一緒にやるようになりました。両手にそれぞれコントローラーを持ち、画面に合わせてボクシングのエクササイズを行います。これはかなりの運動量で、楽しく体を動かすことができています。

筋トレで筋肉量を増やすことも大切

ウォーキングの効果を実感する一方で、私はそれにプラスして「**筋トレ**」を行うことの必要性を感じるようになりました。

特に、40～50代の働き盛りの方は、筋トレもあわせて行うことをお勧めします。ウォーキングだけですと、やはり筋肉量を増やすことは難しいので、スクワットなどの筋トレを行ったほうがメリットが大きいのです。

ご存じのように、年を取ると下半身を中心に筋肉量が減っていき、それがやがて**ロコモティブシンドローム**（運動器症候群）につながり、将来の寝たきりのリスクになります。下半身には、太ももやお尻など、大きな筋肉がありますので、スクワットによってそれらを鍛えることで、効率よく筋肉量を増やすことができます。

私は、妻からスクワットのやり方を教わり、取り組んでいます。実は、スクワットで筋肉量を増やすと、代謝が上がり、脂肪が燃焼しやすくなるのです。こういった運動は、実は女性のほうが詳しかったりしますね。

実際にスクワットをやってみると、結構きつく、翌日にはしっかり筋肉痛になりました。

ところで、肥満の解消のために運動したいという方は、ウォーキングやジョギングなどの「有酸素運動」のほかに、筋トレを行うことをお勧めします。

酸素をたっぷり体に取り込んで行う有酸素運動は、脂肪を燃焼させることがよく知られています。太っている方は、コロナ重症化リスクを上げないためにも、有酸素運動を行って体重を落とすことが大切です。そのためには、筋トレも行ったほうがよいでしょう。

繰り返しになりますが、筋肉量が増えれば代謝が上がり、脂肪が燃焼しやすくなります。そして、肥満のある人は運動するときに膝や腰を傷めることが多いのですが、筋力をアップさせれば体重を支えることができ、関節にかかる負担が小さくなるので、けがの予防にもなります。

やせている人も運動したほうがいいこれだけの理由

ところで、「運動＝ダイエット」というイメージのある方は、「太っていなければ運動しなくてもいいのでは」と思うかもしれませんが、それは違います。

やせている方も運動をしたほうがいい理由はたくさんあります。

習慣的に体を動かせば、免疫力も上がり、体調不良になりにくい体になります。体重を減らすことを目的にするのではなく、風邪などをひきにくくすることを目的に運動してみてください。

また、長い目で見ると、運動は将来の病気のリスクを下げることも期待できます。糖尿病や高血圧、メタボリックシンドロームなどの生活習慣病対策に運動がいいことは、これまでにも述べた通りです。

その他、意外なところでは、脳年齢と身体活動量についての研究があります。つまり、きちんと体を動かしている人ほど脳が若々しく、**認知症の発症リスク**を下げられるというわけです（Neurobiol Aging. 2016 Apr;40:138-144.）。運動を続ければ、心身ともに若さを保てるといえます。

忙しいならまずは「階段」から

ただ、忙しくてどうしても運動のためにまとまった時間がとれない、という方もいるでしょう。あるいは、運動が体にいいということはわかっているものの、運動に対して苦手意識があって、どうしても最初の一歩が踏み出せないという方も。

そんな方々に、まずやっていただきたいのは、移動のときになるべく「**階段**」を利用するということです。

毎日の通勤のとき、駅では、エレベーターやエスカレーターではなく、階段を利用しましょう。オフィスでは、上りと下りで3階分程度の移動なら、必ず階段を使います。これだけでも、積み重ねればかなりの身体活動量になるでしょう。

運動不足気味という方であっても、なるべく階段を使う生活を1～2カ月続けるだけで、体が変わってくると思います。「お腹が少しへこんできた」「風邪をひきにくくなったかも」といった実感が得られるかもしれません。

そうしたら、さらに一歩踏み込んで、ウォーキングやジョギング、スイミング、あるいはジムでのトレーニングなどの運動にチャレンジしてみてはいかがでしょうか？

コロナ禍では通勤が減り、自宅でテレワークすることが多かったという方も、感染拡大が収まったことで、これからはオフィスに行くことが増えてくるでしょう。ぜひ、階段を活用して健康になりましょう。

通勤がなくても、買い物や、家の中で行う家事などを通じても、工夫すれば体を動かすことができます。例えば、私は歯磨きをするときに部屋の中を歩き回ることにしています。すると、1回5～10分の歯磨きでも5００歩は歩いていることが分かりました。私は1日に4回歯磨きをするので、計2０００歩です。このように、工夫次第で1日の運動量を増やすことができるのです。

激しい運動は免疫力を下げるのでNG

運動もやりすぎると風邪をひきやすくなる

運動は体にいいことばかりで、「運動こそどんな薬よりも健康にいいものだ」とも言われているくらいなのですが、やってはいけない運動のやり方もあります。

例えば、**激しい運動は逆に免疫力を低下**させてしまいます。２３０㎞という超過酷なレースを走るウルトラマラソンに参加した選手は、感染症を生じるリスクが高くなったという研究があります（Exerc Immunol Rev. 2015;21:114-28.）。

おそらく、ウルトラマラソンでなくとも、通常の42・１９５㎞を走るマラソンでも、免疫力は低下して風邪などにかかりやすくなるでしょう。いくら趣味がマラソンといっても、毎日42・１９５㎞を走る人はいないでしょうが、大会に出た後は免疫力が低下しているので気をつけてください。

健康を維持するために運動は大切ですが、私の場合、運動のせいで免疫力が下がって風邪をひいてしまったら、毎日の診察にも差しさわりが出てしまいます。ですから、私は、激しい運動や、長時間の運動はやらないようにしています。水泳やジョギングの場合は20〜30分程度、ウォーキングの場合は1時間までにしております。

血圧を考えて運動は午後から

朝に走るのが気持ちいい、という人は多いでしょう。朝、体を動かせば、交感神経が活発になって、血の巡りも良くなり、体が活動的になるというメリットはあります。

ですが、朝は血圧が上がりやすく、心筋梗塞や脳卒中のリスクも高くなります。血圧が気になるという方は、午前中は運動をしないほうがいいでしょう。

私は、特に高血圧というわけではないのですが、50代という年齢もあり、念のため午前中の運動は避けています。休日でも、午後からしか運動はしません。

もし、どうしても朝方に運動したいという方は、いきなり強度の高い運動をするのではなく、じっくりとウォーミングアップをして体を温め、だんだんと運動の強度を上げていくというやり方がいいと思います。

具体的には、例えばランニングですと、いきなりトップスピードで走り始めるのではなく、まず初めはウォーキングをして、体が温まってきたらジョギングに切り替え、次第にスピードを上げていくという感じです。

このウォーミングアップだけでも20～30分はかかってしまうかもしれませんが、心臓や血管に対して運動のために準備する時間を与えることで、急な血圧の上昇によるダメージは減らせるはずです。

「スマートウォッチ」で健康に

「激しい運動はＮＧ」というと、いったいどれくらいの運動が激しい運動なのか、と疑問に思う方もいらっしゃるかもしれません。

例えば、ランニングであれば、初心者ですと２㎞も走ると「キツい」と思うかもしれませんが、繰り返し走っていると10㎞でもラクラクと走れるようになります。タイムだって良くなっていくでしょう。いったい何㎞以上走れば「激しい運動」なのか、というのはちょっと難しい問題です。

ただ、そうした「運動量」を客観的に測定するツールがあります。**スマートウォッチ**などの活動量計です。これを腕につけて体を動かせば、自分がいったいどれぐらい運動した

アップルウォッチなら「心電図」の機能も

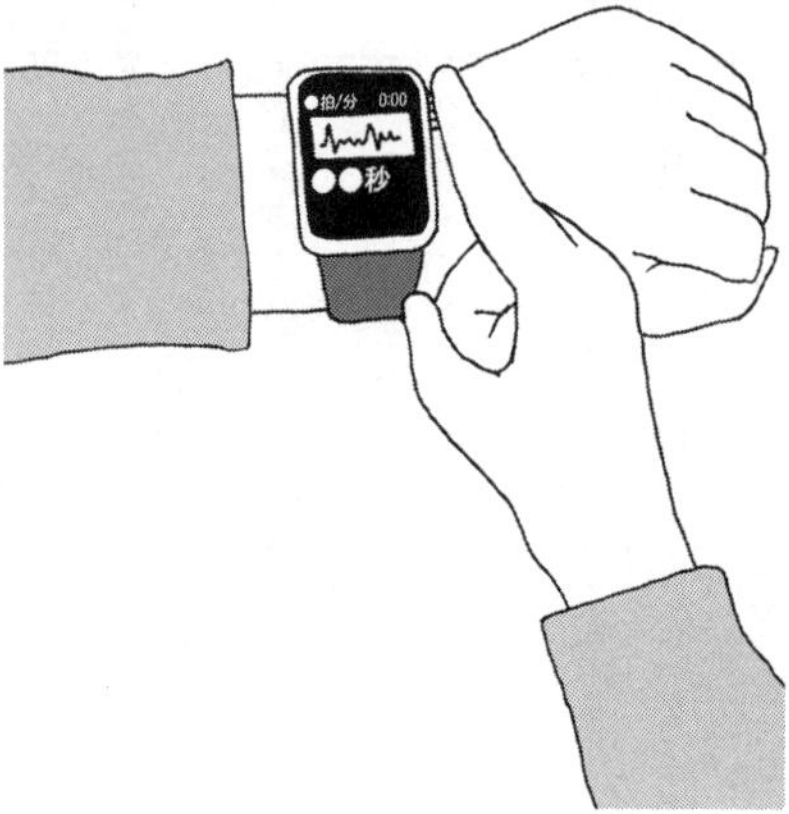

自分がどれぐらい体を動かしたのかを記録することができるスマートウォッチ。中でもアップルウォッチなら心電図を保存する機能もある。

のかが可視化されます。GPSを搭載している機種なら、ランニングをしたときに走った距離やスピードなどを記録してくれるので便利です。

コロナ禍では、多くの人が運動不足に陥ってしまいました。家でテレワークしていると、「今日は数百歩しか歩いていない」ということもあるでしょう。スマートウォッチを活用すれば、運動不足を指摘してくれますし、椅子に座っている時間が長いと「立ち上がって軽く体を動かしましょう」とアドバイスしてくれる機能もあります。

私もコロナ禍をきっかけにスマートウォッチを愛用するようになりま

した。使用している最新のアップルウォッチには、重要な機能があります。それは、**心拍数**を測定し、不規則な心拍を検知し、**心電図**をデータとして保存してくれるのです。この機能は海外では先行して導入されていましたが、心房細動の治療に活用されているそうです。

運動量の測定に加え、心臓の健康にまで寄与してくれるスマートウォッチをみなさんも活用してみてはいかがでしょうか。

二日酔いによる体調不良に悩むなら…

体調不良のよくある原因が「二日酔い」というビジネスパーソンは少なくないでしょう。付き合いで飲まなければならない、飲みに行くとつい飲みすぎてしまう、もしくは、お酒が大好きで、年甲斐もなく大酒を食らってしまう……。

コロナ禍では、付き合いで飲む機会は格段に減りました。しかし、感染拡大が終わり、日常が戻ってくるにつれて、仕事上の付き合いでお酒を飲まなければならない機会というのも増えてくるかもしれません。

二日酔いになると、脱水症状や、頭痛、腹痛、体の炎症などの症状が現れます。「もう二度とこんなつらさは味わいたくない」と思った方も多いでしょう。

二日酔いになる原因は「飲みすぎ」です。つまり、自分の許容量を超えて飲んでしまったということです。ですから、二日酔いにならないようにするためには、自分が飲んでも大丈夫な量を把握することが大切です。

みなさまは、飲みに行ったとき、自分がどれぐらいのアルコールを飲んだのか把握しているでしょうか。「ビールが3杯、ワインが2杯……」などと記録をつけてみましょう。

また、「アルコール感受性遺伝子検査」を受けるのもいいかもしれません。アルコールの分解能力については、かなりの部分で遺伝的に決まっています。遺伝子検査でそれを調べ、自分のお酒に対する強さがわかれば、無茶な飲み方をしようとは思わなくなるでしょう。

体調管理という面から考えても、お酒との付き合い方を決めておくことは重要です。もし付き合いで酒の席に出なければならなくても、「実は遺伝子検査で調べたのですが……」と説明すれば、無理に飲まされるということはなくなるでしょう。そういった意味でも、遺伝子検査はお勧めです。

一家に一台、パルスオキシメーター

新型コロナの感染拡大で、「パルスオキシメーター」という機械についてニュースで知った方も多いと思います。

パルスオキシメーターは、指に装着することで、皮膚を通して動脈の血中酸素飽和度（SpO_2）を測定する装置です。

新型コロナにかかり、肺炎になると、この酸素飽和度が落ちていきます。第5波では自宅療養される方が増えたため、このパルスオキシメーターが文字通り命綱となりました。酸素飽和度が落ち始めると、その後急激に重症化が進むので、自宅療養をしている方を急いで入院させなければなりません。そこで、検査によって新型コロナ陽性となったけれども自宅で療養せざるを得ない方には、保健所からパルスオキシメーターを提供し、酸素飽和度を測定してもらうようにしていたのです。

ところが、感染者が予想よりも大幅に増えてしまったため、このパルスオキシメーターが不足してしまいました。保健所からいつまでたってもパルスオキシメーターが届かず、家電量販店でも品切れしてしまい、多くの人が酸素飽和度を測定できない状態に陥ってしまったのです。

こうした経緯から、私は一家に一台、パルスオキシメーターを常備しておくのがよいのではないかと思っております。

いつまた、新型コロナのような感染症の拡大があるかも分かりませんし、年を取れば肺炎にかかるリスクも高くなります。

体調管理のためには、体重計、血圧計、そしてパルスオキシメーターの3つを活用するのがウィズ・コロナ時代のスタンダードになるといえるでしょう。

おわりに

本書は私が医師を30年以上続けるにあたって、力を入れて取り組んできた「体調管理」について、集大成としてまとめたものです。

私の父は畳屋を営み、父方および母方の祖父も畳屋という畳一家で育ちました。家業を継がずに医師になったものの、医師の生活がここまでハードだということを、かつての自分は知りませんでした。

今でこそ「絶対に休めない医師」として、毎日、患者さんの前に、可能な限り万全の状態で診察にのぞんでいますが、以前は私も、過重労働からか、年に数回、体調を崩しては仲間に迷惑をかけてしまったことがあります。

そんな私が変わったのは、恩師である、東京医科歯科大学前学長の吉澤靖之先生から、「自分は風邪ともインフルエンザとも無縁である」というお言葉を聞いてからです。吉澤先生の生活習慣には、随所に健康につながるヒントが隠されており、すべてに医学的エビデンスが存在していました。間近でそれを学び、さらなるエビデンスを伴った健康オタクになってしまったのが、現在の私です。

こうして、毎日休むことなく診察を続け、その体調管理について本を書くことができたのも、支えてくださる方がいてこそ。この場を借りて、吉澤先生をはじめ、東京医科歯科大学呼吸器内科医局の関係者各位、当クリニックのスタッフ、さらに親愛なる家族、そしてこのような機会をくださった日経ＢＰの竹内靖朗氏に感謝申し上げます。

この1年間は、本当に休めない緊張の日々でした。

第3波のために年末年始に発熱外来。第4波のためにゴールデンウィークも発熱外来。第5波のため夏季休暇なし。さらに日曜日もコロナワクチン接種、といった感じです。

患者さんのため、東京都のため、地元の豊島区のために嫌な顔をせず、一緒に診療に従事してくれた当クリニックのスタッフと家族には心から感謝を申し上げます。そして、第6波以降の感染爆発や、再度の緊急事態宣言が出ないことを切に願います。

本書の内容が、「休めない」「自分の代わりがいない」と感じている方にとって、少しでも助けになれば、著者としてこんなにうれしいことはありません。その一方で、「休めない」みなさまが、体調管理のおかげで生活に時間的な余裕を取り戻し、自分らしい毎日を送れることを願っております。

大谷義夫

参考文献

第1章

Hui Li, Liang Liu, Dingyu Zhang, Jiuyang Xu, Huaping Dai, Nan Tang, Xiao Su, Bin Cao. SARSCoV-2 and viral sepsis: observations and hypotheses. Lancet. 2020; 395:565-74

厚生労働省『新型コロナウイルス感染症診療の手引き第５・３版』

Satomura K, Kitamura T, Kawamura T, Shimbo T, Watanabe M, Kamei M, Takano Y, Tamakoshi A; Great Cold Investigators-I. Prevention of upper respiratory tract infections by gargling: a randomized trial. Am J Prev Med. 2005 Nov;29(4):302-7.

厚生労働省「抗微生物薬適正使用の手引き 第一版」２０１７年６月

日経メディカル「医師３９８１人に聞く『かぜ患者への抗菌薬処方』」２０１７年８月

Cohen S, Tyrrell DA, Russell MA, Jarvis MJ, Smith AP. Smoking, alcohol consumption, and susceptibility to the common cold. Am J Public Health. 1993 Sep;83(9):1277-83.

Takkouche B, Regueira-Méndez C, García-Closas R, Figueiras A, Gestal-Otero JJ, Hernán MA. Intake of wine, beer, and spirits and the risk of clinical common cold. Am J Epidemiol. 2002 May 1;155(9):853-8.

Ouchi E, Niu K, Kobayashi Y, Guan L, Momma H, Guo H, Chujo M, Otomo A, Cui Y, Nagatomi R. Frequent alcohol drinking is associated with lower prevalence of self-reported common cold: a retrospective study. BMC Public Health. 2012 Nov 16;12:987. doi: 10.1186/1471-2458-12-987.

第2章

Yan J, Grantham M, Pantelic J, Bueno de Mesquita PJ, Albert B, Liu F, Ehrman S, Milton DK; EMIT Consortium. Infectious virus in exhaled breath of symptomatic seasonal influenza cases from a college community. Proc Natl Acad

Sci U S A. 2018;115(5):1081-1086.

Brooks JT, et al. Maximizing Fit for Cloth and Medical Procedure Masks to Improve Performance and Reduce SARS-CoV-2 Transmission and Exposure. CDC Morbidity and Mortality Weekly Report February 19, 2021; 70(7);254–257.

Alex W H Chin, Julie T S Chu, Mahen R A Perera, Kenrie P Y Hui, Hui-Ling Yen, Michael C W Chan, Malik Peiris, Leo L M Poon. Stability of SARS-CoV-2 in different environmental conditions. Lancet Microbe. Published online April 2, 2020.

Bigley AB, Simpson RJ. NK cells and exercise: implications for cancer immunotherapy and survivorship. Discov Med. 2015 Jun;19(107):433-45.

Passos GS, Poyares D, Santana MG, Teixeira AA, Lira FS, Youngstedt SD, dos Santos RV, Tufik S, de Mello MT. Exercise improves immune function, antidepressive response, and sleep quality in patients with chronic primary insomnia. Biomed Res Int. 2014:498961. doi: 10.1155/2014/498961. Epub 2014 Sep 21.

吉澤靖之．民間療法．予防方法に効果はあるか 6）運動と食品．日胸 2016;75(9):1006-1011.

Goto M, Kawamura T, Shimbo T, Takahashi O, Ando M, Miyaki K, Nohara T, Watanabe H, Suzuki I, Aono M; Great Cold Investigators-II. Influence of loxoprofen use on recovery from naturally acquired upper respiratory tract infections: a randomized controlled trial. Intern Med. 2007;46(15):1179-86. Epub 2007 Aug 2.

Harper GJ. Airborne micro-organisms: survival tests with four viruses. J Hyg (Lond). 1961 Dec;59:479-86.

Kormuth KA, Lin K, Prussin AJ 2nd, Vejerano EP, Tiwari AJ, Cox SS, Myerburg MM, Lakdawala SS, Marr LC. Influenza Virus Infectivity Is Retained in Aerosols and Droplets Independent of Relative Humidity. J Infect Dis. 2018 Jul 24;218(5):739-747. doi 10.1093/infdis/jiy221.

Saketkhoo K, Januszkiewicz A, Sackner MA. Effects of drinking hot water, cold water, and chicken soup on nasal mucus velocity and nasal airflow resistance. Chest. 1978 Oct;74(4):408-10.

Babizhayev MA, Deyev AI, Yegorov YE. L-carnosine modulates respiratory burst and reactive oxygen species production in neutrophil biochemistry and function: may oral dosage form of non-hydrolized dipeptide L-carnosine complement antiinfective anti-influenza flu treatment, prevention and self-care as an alternative to the conventional vaccination? Curr Clin Pharmacol. 2014 May;9(2):93-115.

Rennard BO, Ertl RF, Gossman GL, Robbins RA, Rennard SI. Chicken soup inhibits neutrophil chemotaxis in vitro. Chest. 2000 Oct;118(4):1150-7.

第3章

Prather AA, Janicki-Deverts D, Hall MH, Cohen S. Behaviorally Assessed Sleep and Susceptibility to the Common Cold. Sleep. 2015 Sep 1;38(9):1353-9. doi:10.5665/sleep.4968.

Robert D. Brook, Lawrence J. Appel, Melvyn Rubenfire, Gbenga Ogedegbe, John D. Bisognano, William J. Elliott, Flavio D. Fuchs, Joel W. Hughes, Daniel T. Lackland, Beth A. Staffileno, Raymond R. Townsend, and Sanjay Rajagopalan. Beyond Medications and Diet: Alternative Approaches to Lowering Blood Pressure. Hypertension. 2013;61:1360–1383.

Yokoyama Y, Onishi K, Hosoda T, Amano H, Otani S, Kurozawa Y, Tamakoshi A. Skipping Breakfast and Risk of Mortality from Cancer, Circulatory Diseases and All Causes: Findings from the Japan Collaborative Cohort Study. Yonago Acta Med. 2016 Mar;59(1):55-60. Epub 2016 Apr 1.

Zheng X, Wu K, Song M, Ogino S, Fuchs CS, Chan AT, Giovannucci EL, Cao Y, Zhang X. Yogurt consumption and risk of conventional and serrated precursors of colorectal cancer. Gut. 2019 Jun 17. pii: gutjnl-2019-318374. doi: 10.1136/gutjnl-2019-318374.

Kaluza J, Larsson SC, Orsini N, Linden A, Wolk A. Fruit and vegetable consumption and risk of COPD: a prospective cohort study of men. Thorax. 2017 Jun;72(6):500-509. doi: 10.1136/thoraxjnl-2015-207851. Epub 2017 Feb 22.

Paul IM, Beiler J, McMonagle A, Shaffer ML, Duda L, Berlin CM Jr. Effect of honey, dextromethorphan, and no treatment on nocturnal cough and sleep quality for coughing children and their parents. Arch Pediatr Adolesc Med. 2007 Dec;161(12):1140-6.

Raeessi MA, Aslani J, Raeessi N, Gharaie H, Karimi Zarchi AA, Raeessi F. Honey plus coffee versus systemic steroid in the treatment of persistent post-infectious cough: a randomised controlled trial. Prim Care Respir J. 2013 Sep;22(3):325-30. doi: 10.4104/pcrj.2013.00072.

Connor V, German E, Pojar S, Mitsi E, Hales C, Nikolaou E, Hyder-Wright A, Adler H, Zaidi S, Hill H, Jochems SP, Burhan H, French N, Tobery T, Rylance J, Ferreira DM. Hands are vehicles for transmission of Streptococcus pneumoniae in novel controlled human infection study. Eur Respir J. 2018 Oct 10;52(4). pii:1800599. doi: 10.1183/13993003.00599-2018. Print 2018 Oct.

Bauman A, Ainsworth BE, Sallis JF, Hagströmer M, Craig CL, Bull FC, Pratt M, Venugopal K, Chau J, Sjöström M; IPS Group. The descriptive epidemiology of sitting. A 20-country comparison using the International Physical Activity Questionnaire (IPAQ). Am J Prev Med. 2011 Aug;41(2):228-35. doi: 10.1016/j.amepre.2011.05.003.

Patel AV, Maliniak ML, Rees-Punia E, Matthews CE, Gapstur SM. Prolonged Leisure Time Spent Sitting in Relation to Cause-Specific Mortality in a Large US Cohort. Am J Epidemiol. 2018 Oct 1;187(10):2151-2158. doi: 10.1093/aje/kwy125.

Van Dongen HP, Maislin G, Mullington JM, Dinges DF. The cumulative cost of additional wakefulness: dose-response effects on neurobehavioral functions and sleep physiology from chronic sleep restriction and total sleep deprivation. Sleep. 2003 Mar 15;26(2):117-26.

Martineau AR, Jolliffe DA, Hooper RL, et al. Vitamin D supplementation to prevent acute respiratory tract infections: systematic review and meta-analysis of individual participant data. BMJ. 2017 Feb 15;356:i6583. doi: 10.1136/bmj.i6583.

Urashima M, Segawa T, Okazaki M, Kurihara M, Wada Y, Ida H. Randomized trial of vitamin D supplementation to prevent seasonal influenza A in schoolchildren. Am J Clin Nutr. 2010 May;91(5):1255-60. doi: 10.3945/ajcn.2009.29094. Epub 2010 Mar 10.

Zhang Y, Fang F, Tang J, Jia L, Feng Y, Xu P, Faramand A. Association between vitamin D supplementation and mortality: systematic review and meta-analysis. BMJ. 2019 Aug 12;366:l4673. doi: 10.1136/bmj.l4673.

Banegas JR, Ruilope LM, de la Sierra A, Vinyoles E, Gorostidi M, de la Cruz JJ, Ruiz-Hurtado G, Segura J, Rodríguez-Artalejo F, Williams B. Relationship between Clinic and Ambulatory Blood-Pressure Measurements and Mortality. N Engl J Med. 2018 Apr 19;378(16):1509-1520. doi: 10.1056/ NEJMoa1712231.

Taubert D1, Roesen R, Lehmann C, Jung N, Schömig E. Effects of low habitual cocoa intake on blood pressure and bioactive nitric oxide: a randomized controlled trial. JAMA. 2007 Jul 4;298(1):49-60.

Kuwata H, Iwasaki M, Shimizu S, Minami K, Maeda H, Seino S, Nakada K, Nosaka C, Murotani K, Kurose T, Seino Y, Yabe D. Meal sequence and glucose excursion, gastric emptying and incretin secretion in type 2 diabetes: a randomised, controlled crossover, exploratory trial. Diabetologia. 2016 Mar;59(3):453-61. doi: 10.1007/s00125-015-3841-z. Epub 2015 Dec 24.

Adachi M, Ishihara K, Abe S, Okuda K. Professional oral health care by dental hygienists reduced respiratory infections in elderly persons requiring nursing care. Int J Dent Hyg. 2007 May;5(2):69-74.

Kuwabara M, Motoki Y, Ichiura K, Fujii M, Inomata C, Sato H, Morisawa T, Morita Y, Kuwabara K, Nakamura Y. Association between toothbrushing and risk factors for cardiovascular disease: a large-scale, cross-sectional Japanese study. BMJ Open. 2016 Jan 14;6(1):e009870. doi: 10.1136/bmjopen-2015-009870.

Obayashi K, Saeki K, Kurumatani N. Ambient Light Exposure and Changes in Obesity Parameters: A Longitudinal Study of the HEIJO-KYO Cohort. J Clin Endocrinol Metab. 2016 Sep;101(9):3539-47. doi: 10.1210/jc.2015-4123. Epub 2016 Jul 6.

Obayashi K, Saeki K, Iwamoto J, Ikada Y, Kurumatani N. Exposure to light at night and risk of depression in the elderly. J Affect Disord. 2013 Oct;151(1):331-6. doi: 10.1016/j.jad.2013.06.018. Epub 2013 Jul 12.

Wong PM, Hasler BP, Kamarck TW, Muldoon MF, Manuck SB. Social Jetlag, Chronotype, and Cardiometabolic Risk. J Clin Endocrinol Metab. 2015 Dec;100(12):4612-20. doi: 10.1210/jc.2015-2923. Epub 2015 Nov 18.

Sue K. The science behind “man flu”. BMJ. 2017 Dec 11;359:j5560. doi: 10.1136/bmj.j5560.

Furman D, Hejblum BP, Simon N, Jojic V, Dekker CL, Thiébaut R, Tibshirani RJ, Davis MM. Systems analysis of sex differences reveals an immunosuppressive role for testosterone in the response to influenza vaccination. Proc Natl Acad Sci U S A. 2014 Jan 14;111(2):869-74. doi: 10.1073/ pnas.1321060111. Epub 2013 Dec 23.

第4章

Garcia-Larsen V, Potts JF, Omenaas E, Heinrich J, Svanes C, Garcia-Aymerich J, Burney PG, Jarvis DL. Dietary antioxidants and 10-year lung function decline in adults from the ECRHS survey. Eur Respir J. 2017 Dec 21;50(6). pii: 1602286. doi: 10.1183/13993003.02286-2016. Print 2017 Dec.

Bao MJ, Shen J, Jia YL, Li FF, Ma WJ, Shen HJ, Shen LL, Lin XX, Zhang LH, Dong XW, Xie YC, Zhao YQ, Xie QM. Apple polyphenol protects against cigarette smoke-induced acute lung injury. Nutrition. 2013 Jan;29(1):235-43. doi: 10.1016/j.nut.2012.04.008. Epub 2012 Sep 8.

Vinceti M, Filippini T, Crippa A, de Sesmaisons A, Wise LA, Orsini N. Meta-Analysis of Potassium Intake and the Risk of Stroke. J Am Heart Assoc. 2016 Oct 6;5(10). pii: e004210.

Brown RH, Reynolds C, Brooker A, Talalay P, Fahey JW. Brown RH, Reynolds C, Brooker A, Talalay P, Fahey JW. Sulforaphane improves the bronchoprotective response in asthmatics through Nrf2-mediated gene pathways. Respir Res. 2015 Sep 15;16:106. doi: 10.1186/s12931-015-0253-z.

湊口信也，大野康，舟口祐彦，布林白拉，長島賢司，藤原久義．　スギ花粉症の症状とＱＯＬに対する「じゃばら」果汁の効果．臨床免疫・アレルギー科. 2008;50(3):360-364.

Mullee A, Romaguera D, Pearson-Stuttard J, Viallon V, et al. Association Between Soft Drink Consumption and Mortality in 10 European Countries. JAMA Intern Med. 2019 Sep 3. doi: 10.1001/jamainternmed.2019.2478.

Saito E, Inoue M, Sawada N, Shimazu T, Yamaji T, Iwasaki M, Sasazuki S, Noda M, Iso H, Tsugane S. Association of coffee intake with total and cause-specific mortality in a Japanese population: the Japan Public Health Center-based Prospective Study. Am J Clin Nutr. 2015 May;101(5):1029-37. doi: 10.3945/ ajcn.114.104273. Epub 2015 Mar 11.

Pagano R, Negri E, Decarli A, La Vecchia C. Coffee drinking and prevalence of bronchial asthma. Chest. 1988 Aug;94(2):386-9.

Yamada H, Takuma N, Daimon T, Hara Y. Gargling with tea catechin extracts for the prevention of influenza infection in elderly nursing home residents: a prospective clinical study. J Altern Complement Med. 2006 Sep;12(7):669-72.

Mijong Park, Hiroshi Yamada, Kumi Matsushita, Shinya Kaji, Takahiro Goto, Yuko Okada, Kazuhiro Kosuge, Toshiro Kitagawa. Green Tea Consumption Is Inversely Associated with the Incidence of Influenza Infection among Schoolchildren in a Tea Plantation Area of Japan. J Nutr.2011;141:1862-1870.

厚生労働省『新型コロナウイルス感染症診療の手引き第５・３版』

日本高血圧学会『高血圧治療ガイドライン2019』

Thomas Semlitsch 1, Klaus Jeitler, Andrea Berghold, Karl Horvath, Nicole Posch, Stephanie Poggenburg, Andrea Siebenhofer. Long-term effects of weight-reducing diets in people with hypertension. Cochrane Database Syst Rev 2016: CD008274.

Akiko Muramoto, Madoka Matsushita, Ayako Kato, Naoki Yamamoto, George Koike, Masakazu Nakamura, Takeyuki Numata, Akiko Tamakoshi, Kazuyo Tsushita. Three percent weight reduction is the minimum requirement to improve health hazards in obese and overweight people in Japan. Obes Res Clin Pract 2014; 8: e466-e475.

Morrison DJ, Kowalski GM, Bruce CR, Wadley GD. Modest changes to glycemic regulation are sufficient to maintain glucose fluxes in healthy young men following overfeeding with a habitual macronutrient composition. Am J Physiol

Endocrinol Metab. 2019 Jun 1;316(6):E1061-E1070. doi: 10.1152/ajpendo.00500.2018. Epub 2019 Apr 9.

第5章

厚生労働省「国民健康・栄養調査」２０１７年９月

Rutters F, Besson H, Walker M, Mari A, Konrad T, Nilsson PM, Balkau B, Dekker JM. The Association Between Sleep Duration, Insulin Sensitivity, and β-Cell Function: The EGIR-RISC Study. J Clin Endocrinol Metab. 2016 Sep;101(9):3272-80. doi: 10.1210/jc.2016-1045. Epub 2016 Jun 29.

Depner CM, Melanson EL, Eckel RH, Snell-Bergeon JK, Perreault L, Bergman BC, Higgins JA, Guerin MK, Stothard ER, Morton SJ, Wright KP Jr. Ad libitum Weekend Recovery Sleep Fails to Prevent Metabolic Dysregulation during a Repeating Pattern of Insufficient Sleep and Weekend Recovery Sleep. Curr Biol. 2019 Mar 18;29(6):957-967.e4. doi: 10.1016/j.cub.2019.01.069. Epub 2019 Feb 28.

Wong PM, Hasler BP, Kamarck TW, Muldoon MF, Manuck SB. Social Jetlag, Chronotype, and Cardiometabolic Risk. J Clin Endocrinol Metab. 2015 Dec;100(12):4612-20. doi: 10.1210/jc.2015-2923. Epub 2015 Nov 18.

Obayashi K, Saeki K, Kurumatani N. Ambient Light Exposure and Changes in Obesity Parameters: A Longitudinal Study of the HEIJO-KYO Cohort. J Clin Endocrinol Metab. 2016 Sep;101(9):3539-47. doi: 10.1210/jc.2015-4123. Epub 2016 Jul 6.

Obayashi K, Saeki K, Iwamoto J, Ikada Y, Kurumatani N. Exposure to light at night and risk of depression in the elderly. J Affect Disord. 2013 Oct;151(1):331-6. doi: 10.1016/j.jad.2013.06.018. Epub 2013 Jul 12.

Li H, Cai J, Chen R, Zhao Z, Ying Z, Wang L, Chen J, Hao K, Kinney PL, Chen H, Kan H. Particulate Matter Exposure and Stress Hormone Levels: A Randomized, Double-Blind, Crossover Trial of Air Purification. Circulation. 2017 Aug 15;136(7):618-627. doi: 10.1161/CIRCULATIONAHA.116. 026796.

第6章

Sinharay R, Gong J, Barratt B, Ohman-Strickland P, Ernst S, Kelly FJ, Zhang JJ, Collins P, Cullinan P, Chung KF. Respiratory and cardiovascular responses to walking down a traffic-polluted road compared with walking in a traffic-free area in participants aged 60 years and older with chronic lung or heart disease and age-matched healthy controls: a randomised, crossover study. Lancet. 2018 Jan 27;391(10118):339-349. doi: 10.1016/S0140-6736(17)32643-0. Epub 2017 Dec 5.

Steffener J, Habeck C, O'Shea D, Razlighi Q, Bherer L, Stern Y. Differences between chronological and brain age are related to education and self-reported physical activity. Neurobiol Aging. 2016 Apr;40:138-144. doi: 10.1016/j.neurobiolaging.2016.01.014. Epub 2016 Feb 1.

Gill SK, Teixeira A, Rama L, Prestes J, Rosado F, Hankey J, Scheer V, Hemmings K, Ansley-Robson P, Costa RJ. Circulatory endotoxin concentration and cytokine profile in response to exertional-heat stress during a multi-stage ultra-marathon competition. Exerc Immunol Rev. 2015;21:114-28.

本書は２０１９年12月に発行された『絶対に休めない医師がやっている最強の体調管理』（日経ＢＰ）を大幅に加筆・修正して文庫化したものです。

帯写真　鈴木愛子
本文イラスト　堀江篤史
校正　円水社

日経ビジネス人文庫

絶対《ぜったい》に休《やす》めない医師《いし》がやっている
最強《さいきょう》の体調管理《たいちょうかんり》 コロナ対応版《たいおうばん》

2021年12月1日 第1刷発行

著者
大谷義夫
おおたに・よしお

発行者
白石 賢

発行
日経BP
日本経済新聞出版本部

発売
日経BPマーケティング
〒105-8308 東京都港区虎ノ門4-3-12

ブックデザイン
鈴木成一デザイン室

本文DTP
アーティザンカンパニー

印刷・製本
中央精版印刷

Printed in Japan ISBN978-4-532-24012-7

nbb 好評既刊

あきらめない
村木厚子

09年の郵便不正事件で逮捕、長期勾留された厚労省局長。極限状態の中、無罪を勝ち取るまで決して屈しなかった著者がその心の内を語る。

整える習慣
小林弘幸

ストレスで心も体も疲労困憊。そんなとき大事になるのが自律神経を整える毎日のちょっとした積み重ねだ。第一人者が108の行動術を指南。

「不確実性」超入門
田渕直也

想定外の時代に私たちはどう備えるべきか。リスクと向き合い続ける金融市場のプロが、サバイブ術を解説。ロングセラーを大幅加筆した決定版。

引き算する勇気
岩崎邦彦

アップルもスターバックスも無印良品も「引き算」で大きくなった。資源が限られた小さな会社や地域のための、個性を輝かせる方法を解説。

遅刻してくれて、ありがとう 上・下
トーマス・フリードマン
伏見威蕃＝訳

変化の嵐の中で人並みに生きるには何が必要か。世界が直面する「ブラック・エレファント」を分析した序文を新規収録。全米ベストセラーの文庫化。